Gabor Ternak

Efeito global do consumo/poluição de antibióticos na saúde humana

Gabor Ternak

Efeito global do consumo/poluição de antibióticos na saúde humana

ScienciaScripts

Imprint
Any brand names and product names mentioned in this book are subject to trademark, brand or patent protection and are trademarks or registered trademarks of their respective holders. The use of brand names, product names, common names, trade names, product descriptions etc. even without a particular marking in this work is in no way to be construed to mean that such names may be regarded as unrestricted in respect of trademark and brand protection legislation and could thus be used by anyone.

Cover image: www.ingimage.com

This book is a translation from the original published under ISBN 978-3-659-82911-6.

Publisher:
Sciencia Scripts
is a trademark of
Dodo Books Indian Ocean Ltd. and OmniScriptum S.R.L publishing group

120 High Road, East Finchley, London, N2 9ED, United Kingdom
Str. Armeneasca 28/1, office 1, Chisinau MD-2012, Republic of Moldova, Europe
Printed at: see last page
ISBN: 978-620-8-18571-8

INTRODUÇÃO

De acordo com a Bíblia Sagrada (Génesis 7/6), Noé tinha seiscentos anos de idade quando o dilúvio veio sobre a terra.

Desde então, as pessoas podem ter estragado alguma coisa, porque a esperança de vida caiu para algumas dezenas de anos na Idade Média e agora, graças em parte à descoberta dos antibióticos, a esperança de vida é superior a 80 anos em alguns países bem desenvolvidos, mas ainda estamos muito longe de Noé.

Se analisarmos as principais causas das doenças humanas, podemos formar essencialmente quatro grandes grupos: 1. os traumatismos (acidentes, violência, etc.), 2. as doenças hereditárias e auto-imunes (anemia falciforme, LES, etc.), 3. as doenças provocadas por diversos organismos (infecções bacterianas, infecções virais, fungos, parasitas, priões, etc.), 4. E podemos identificar um grupo de doenças que podem desenvolver-se devido às actividades humanas na Terra e que estão relacionadas com a autointoxicação (tabaco, álcool, abuso de drogas, pesticidas, etc.) e com a poluição ambiental, como o fumo, as poeiras industriais, as substâncias tóxicas que podem entrar no corpo humano a partir do ambiente, incluindo os poluentes resultantes do consumo de vários medicamentos para humanos e animais.

Os poluentes ambientais são geralmente responsáveis por doenças bem definidas. As poeiras industriais podem causar silicose, a poluição por chumbo conduz a manifestações clínicas muito caraterísticas, mas certos medicamentos que se acumulam no ambiente, como os antibióticos, podem também causar doenças clínicas aparentemente diferentes, até mesmo "epidemias", através do seu efeito na flora intestinal.

A "epidemia" de obesidade infantil e de diabetes mellitus tipo 2 associada, bem como o autismo e algumas outras doenças, podem ser o resultado de uma flora intestinal alterada causada por antibióticos que entram no ser humano a partir do ambiente e através do consumo em várias doenças.

O denominador comum das "epidemias" acima mencionadas é provavelmente a possível alteração da flora intestinal por antibióticos do ambiente ou por agentes terapêuticos.

Capítulo 1 A emergência dos antibióticos, passado, presente e futuro?

A utilização de agentes antibacterianos começou muito antes da descoberta dos antibióticos ou dos desinfectantes, ou mesmo muito antes da descoberta dos micróbios.

Por volta de 3500 a.C., os médicos sumérios tratavam os doentes com uma sopa de cerveja fortemente misturada com peles de cobra moídas e carapaças de tartaruga. Cerca de 1500 anos mais tarde, os médicos assírios e babilónicos utilizavam uma sopa caseira feita de bílis de rã e leite azedo para curar olhos inflamados, mas só depois de o doente ter bebido um gole de cerveja e comido uma cebola cortada às rodelas. É claro que muitos remédios antigos tinham uma base científica sólida. Os sumérios, que também bebiam sopa de cerveja, conheciam o valor do ópio como analgésico. Os gregos tinham uma extensa farmacopeia de ervas e os romanos superavam-se com os laxantes. Mas foi só em meados do século XIX que Louis Pasteur se apercebeu de que alguns microrganismos podiam destruir outros - um fenómeno que Pasteur acreditava poder ser útil na medicina. Em 1909, o bacteriologista alemão Paul Ehrlich descobriu a primeira cura química para uma doença - o Salvarsan, um composto de arsénico que curava a sífilis precoce. Os médicos chamaram-lhe "a arma milagrosa" porque matava os agentes patogénicos específicos da sífilis. A idade de ouro da medicina começou em 1934, quando Gerhard Domagk, um farmacologista alemão de 38 anos, descobriu que um corante utilizado para colorir tecidos parecia curar infecções estreptocócicas em ratos. A filha pequena de Domagk estava a morrer de uma infeção estreptocócica e, em desespero, injectou o corante na criança. A febre baixou imediatamente e a recuperação foi milagrosa. Na verdade, os antibióticos foram descobertos antes dos medicamentos à base de sulfa, mas durante 12 anos ninguém se interessou por eles. Em 1928, Alexander Fleming, um tímido bacteriologista escocês, deixou uma cultura de estafilococos no seu laboratório no St Mary's Hospital, em Londres, enquanto ia de férias. Quando regressou, Fleming observou bolor na placa de Petri - juntamente com um grande espaço vazio entre os estafilococos e o bolor azul-esverdeado e manchado. Quando examinou a amostra ao microscópio, descobriu que algo no bolor estava a atacar as bactérias. Tratava-se de um caso clássico daquilo a que Pasteur chamara "a sorte a chegar a uma mente disposta". Fleming identificou o bolor como *Penicillium notatum*, semelhante ao bolor que cresce no pão velho. Cultivou-o em caldo, filtrou-o e descobriu uma substância espantosa no filtrado que destruía as bactérias. Chamou à sua descoberta penicilina (7). A estreptomicina entrou em cena em 1942, quando outro

O grande cientista Selman A. Waksman, um imigrante judeu russo nos Estados

Unidos, deu o nome de "antibióticos" a substâncias químicas produzidas por fungos e microrganismos do solo que destroem ou retardam o crescimento de outros micróbios. Inspirado pelo potencial da penicilina, Waksman passou toda a sua vida à procura de microrganismos amigos que pudessem lutar contra os germes hostis (7). Quando a penicilina se revelou inútil para os doentes com tuberculose, Waksman decidiu procurar um antibiótico que pudesse suprimir este flagelo secular. Ele e os seus alunos analisaram mais de 10.000 culturas de solo. Apenas 1000 destruíram bactérias nos primeiros testes e apenas 100 se revelaram promissoras em testes posteriores. Apenas 10 puderam ser isoladas, mas, surpreendentemente, uma das 10 era o filão principal.

As descobertas de Fleming e Waksman despertaram o interesse científico pelas maravilhas dos antibióticos. Em breve foram descobertas mais penicilinas e aminoglicosídeos de largo espetro, seguidos de outros antibióticos inovadores. A brucelose, a febre tifoide, a disenteria amebiana e a febre undulante desapareceram quase por completo. Nesses primeiros tempos, os antibióticos eram frequentemente administrados de forma indiscriminada, por vezes com consequências trágicas. As estirpes resistentes desenvolveram-se rapidamente e os germes persistentes pareciam ostentar a sua imunidade (7). Atualmente, são conhecidos cerca de 5.000 antibióticos. Apenas cerca de 1.000 foram cuidadosamente estudados e cerca de 100 são atualmente utilizados para tratar infecções. A maioria é produzida por actinomicetos, bolores e bactérias. Nos últimos 50 anos, foram publicadas informações sobre a descoberta e o desenvolvimento de medicamentos em numerosas revistas científicas. Centenas de artigos sobre o tratamento de doenças infecciosas mantiveram os médicos informados tanto dos progressos como dos problemas (11).

A descoberta e o desenvolvimento dos antibióticos beta-lactâmicos é também uma das maiores e mais bem sucedidas realizações da ciência e da tecnologia modernas. Desde a descoberta acidental do fungo produtor de penicilina por Fleming, seguiram-se setenta anos de progresso constante e, atualmente, os compostos beta-lactâmicos são o exemplo mais bem sucedido da utilização de produtos naturais e da quimioterapia.

Imediatamente a seguir à produção de penicilina pelo *Penicillium chrysogenum*, foi descoberta a produção de cefalosporinas pelo *Cephalosporium acremonium*, a produção de cefamicina, clavam e carbapenem por actinomicetas e a produção de beta-lactâmicos monocíclicos por actinomicetas e bactérias unicelulares. Cada um destes grupos produziu produtos medicamente úteis e ajudou a aliviar a dor e o sofrimento humanos.

em todo o mundo. A investigação sobre a microbiologia, a bioquímica, a genética e a química destes compostos tem continuado até hoje, com contribuições importantes de grupos individuais e cooperantes da indústria e do mundo académico (4.)

O atual estado da arte em matéria de antimicrobianos, resistência e quimioterapia não se limita certamente à microbiologia clínica, como acontecia nos primeiros anos da era dos antibióticos. Não se trata, portanto, de um grande desafio isolado, mas sim de um problema complexo que exige a conjugação de esforços de microbiologistas, ecologistas, profissionais de saúde, educadores, decisores políticos, legisladores, trabalhadores agrícolas e farmacêuticos e do público em geral. Na verdade, deveria preocupar-nos a todos, uma vez que cada um de nós é suscetível de, a dada altura, ser infetado por um agente patogénico resistente ao tratamento com antibióticos. Além disso, comportamentos como os hábitos de higiene ou a adesão a regimes de tratamento com antibióticos podem também ter consequências que não se limitam a problemas de saúde individuais, mas que contribuem em maior escala para a interação com os resistomas que nos rodeiam (3).

O principal problema que enfrentamos com a terapia antibiótica é que, uma vez introduzido um novo antibiótico, mais cedo ou mais tarde surgirá resistência ao mesmo. Este cenário já foi observado várias vezes, pelo que existe uma corrida constante entre a descoberta e o desenvolvimento de novos antibióticos e as bactérias que responderão a esta pressão de seleção com o aparecimento de mecanismos de resistência. Então, como se pode proteger a eficácia dos antibióticos e prolongar a sua vida útil? São muitos os factores que contribuem para o aparecimento e a propagação da resistência aos antibióticos e, como já foi referido, os problemas exigem uma abordagem complexa.

Um fator importante é, obviamente, a utilização de antibióticos pelos seres humanos. Não é de surpreender que a extensão das infecções resistentes aos antibióticos esteja fortemente correlacionada com a extensão da utilização de antibióticos. Os doentes podem pedir que lhes sejam receitados antibióticos quando não há necessidade, como no caso de infecções virais, o que lhes deve ser explicado. De facto, a falta de conhecimento sobre a resistência aos antibióticos correlaciona-se positivamente com a maior prevalência de resistência (6). A adesão ao regime também é importante, o que pode ser difícil em infecções que requerem uma terapia a longo prazo com múltiplos antibióticos, como no caso da tuberculose. O fator que contribui para a propagação da resistência aos antibióticos, mesmo em

Um exemplo de cumprimento absoluto é a prática da prescrição empírica de antibióticos (que representa a grande maioria das prescrições). O desenvolvimento de testes de perfil ABR expresso seria muito útil para iniciar a terapêutica mais eficaz disponível, a fim de evitar os obstáculos associados a um agente patogénico resistente. Na terapêutica, a utilização de uma β-lactamase recombinante durante a administração intravenosa de ampicilina pode evitar o aparecimento de resistência antimicrobiana no microbiota intestinal (5, 14).

A crise da resistência antimicrobiana (RAM) é a crescente emergência global de doenças infecciosas que afectam a população humana e que não podem ser tratadas com nenhum agente antimicrobiano conhecido. Esta crise terá um impacto devastador na sociedade humana, uma vez que as doenças debilitantes e mortais estão a aumentar em frequência e gravidade. Há três factores principais que estão na origem desta crise: (1) a frequência crescente de fenótipos de RAM entre os micróbios é uma resposta evolutiva à utilização generalizada de agentes antimicrobianos; (2) a população humana, grande e globalmente interligada, permite que os agentes patogénicos de qualquer ambiente tenham acesso a toda a humanidade; e (3) a utilização extensiva e muitas vezes desnecessária de agentes antimicrobianos pela humanidade proporciona as fortes pressões de seleção que impulsionam a resposta evolutiva no mundo microbiano. Destes factores, a dimensão da população humana é a menos suscetível a mudanças rápidas. Em contrapartida, os outros dois factores podem ser influenciados e, por isso, oferecem uma forma de gerir a crise: O ritmo a que a RAM e os factores de virulência evoluem no mundo microbiano pode ser abrandado através da redução da pressão de seleção aplicada. Isto pode ser conseguido reduzindo radicalmente a utilização global dos actuais e futuros antimicrobianos. As medidas actuais para regulamentar a utilização de agentes antimicrobianos e para educar a comunidade de saúde pública sobre o problema, embora úteis, não resolveram totalmente o problema da redução da utilização global de agentes antimicrobianos nos seres humanos (9).

Uma das áreas de investigação mais promissoras para o desenvolvimento de novos medicamentos contra agentes patogénicos bacterianos é a utilização de certos produtos bacterianos, nomeadamente as bacteriocinas. As bacteriocinas foram identificadas pela primeira vez em 1925 e são definidas como substâncias contendo proteínas sintetizadas por ribossomas que inibem o crescimento de espécies estreitamente relacionadas através de numerosos mecanismos. Os antibióticos convencionais podem ser divididos em cinco grandes categorias, de acordo com os seus alvos. Estes objectivos incluem: (i) destruição do péptido bacteriano doglicano/parede celular; (ii) biossíntese de proteínas; (iii) biossíntese de folatos; (iv) replicação e transcrição do ADN; e (v) destruição da membrana bacteriana. Estes são reconhecidos como os mais importantes

alvos antibacterianos clinicamente validados. As bacteriocinas são capazes de inibir quatro destas vias, bem como algumas novas vias. As bacteriocinas podem inibir espécies bacterianas e esporos estreitamente relacionados e, em alguns casos, demonstraram mesmo atividade fungicida (2).

Recentemente, os agentes antibióticos não tradicionais têm sido de grande interesse para ultrapassar a resistência desenvolvida por vários microrganismos patogénicos aos antibióticos mais utilizados. Em particular, várias classes de nanopartículas (NPs) antimicrobianas e transportadores à escala nanométrica para a administração de antibióticos demonstraram eficácia no tratamento de doenças infecciosas, incluindo a resistência aos antibióticos, tanto in vitro como em modelos animais. Estudos recentes demonstraram que alguns nanoconstrutos metálicos possuem actividades antimicrobianas utilizadas na luta contra doenças infecciosas. As nanopartículas (NPs) antimicrobianas oferecem muitas vantagens em relação aos antibióticos convencionais: reduzem a toxicidade aguda, vencem a resistência e reduzem os custos (12, 15).

Existem também vários transportadores de fármacos à escala nanométrica para administrar antibióticos de forma eficiente, melhorando a farmacocinética e a acumulação e reduzindo os efeitos adversos dos antibióticos. As NPs de metais e de óxidos metálicos produzem espécies reactivas de oxigénio (ROS) sob luz UV e são cada vez mais utilizadas em formulações e pensos antimicrobianos (1). Em particular, a prata, o zinco e os seus compostos em nanoescala demonstraram ser eficazes na inativação de vários microrganismos (8, 10, 13).

Apesar dos esforços acima descritos, temos de considerar a possibilidade de estarmos a caminhar para uma era pós-antibiótica.

De acordo com dados publicados no New England Journal of Medicine, cerca de 50% das estirpes pneumocócicas têm algum nível de resistência à penicilina, 50% das estirpes de S. aureus associadas a hospitais são resistentes à meticilina e cerca de 30% dos enterococos nos EUA e na Europa são resistentes à vancomicina. Sally Davies, médica-chefe da Inglaterra, afirmou que o aumento constante da resistência nos últimos cinco anos é uma "bomba-relógio". Enquanto o mundo enfrenta esta crise, desta vez de resistência aos antibióticos, a indústria está a fazer o contrário, cortando na investigação numa área que oferece poucas esperanças de ganhar dinheiro, nomeadamente os antimicrobianos. Desde os anos 80, o número de novos antibióticos sistémicos aprovados pela FDA caiu de 16 em 1983-87 para apenas dois nos últimos cinco anos, de acordo com a IDSA. (16). O tipo mais comum de resistência é adquirido através da conjugação de um plasmídeo e transmitido horizontalmente. Recentemente, novos mecanismos de resistência conduziram aos seguintes desenvolvimentos

o desenvolvimento simultâneo de resistência a várias classes de antibióticos, levando ao aparecimento de estirpes de bactérias multirresistentes (MDR) muito perigosas, algumas das quais são também conhecidas como "superbactérias". A utilização indiscriminada e inadequada de antibióticos em ambulatórios, hospitais e na indústria alimentar é o principal fator que conduz à resistência aos antibióticos.

Referências:

1. Allaker R. P., Ren G.: Potential impact of nanotechnology on the control of infectious disease, Trans. R. Soc. Trop. Med. Hyg. 102 (1) (2008) 1-2.

2. Caveraa V. L., Arthura T. D, Kashtanovb D., Chikinda M. L.: Bacteriocinas e a sua posição na próxima vaga de antibióticos convencionais, Int J Antimicrob Agents (2015), http://dx.doi.org/10.1016/j.ijantimicag.2015.07.011

3. Chopra I., Hesse L., O'Neill A. (2002): "Discovery and development of new anti-bacterial drugs," in Pharmacochemistry Library,. vol 32, *Trends in Drug Research III*, ed. van der Goot H., editor. (Amesterdão: Elsevier;), 213-225

4. Demain AL, Elander RP..: Os antibióticos beta-lactâmicos: Passado, presente e futuro. Antonie Van Leeuwenhoek. 1999 Jan-Fev;75(1- 2):5-19).

5. Goossens H., Ferech M., Vander Stichele R., Elseviers M., grupo de projeto ESAC (2005): Outpatient antibiotic use in Europe and association with resistance: a cross-national database study (Utilização de antibióticos em ambulatório na Europa e associação com a resistência: um estudo de base de dados transnacional). Lancet 365, 579-587).

6. Grigoryan L., Burgerhof J. G., Degener J. E., Deschepper R., Lundborg C. S., Monnet D. L., Scicluna E. A., Birkin J., Haaijer-Ruskamp F. M., SAR Consortium (2007): Attitudes, beliefs and knowledge concerning antibiotic use and self-medication: a comparative European study. (Pharmacoepidemiol. Drug. Saf. 16, 1234-124310.1002/pds.1479

7. Hoel, D. e Williams, D. N. 1997: Antibiotics: Past, Present and Future - Rediscovering Nature's Magic Bullets (Antibióticos: Passado, Presente e Futuro - Redescobrindo as Balas Mágicas da Natureza). Postgraduate Medicine, Volume 101:1 janeiro de 1997

8. Huang Z, Zheng X, Yan D., Yin G, Liao X, Kang Y, et al: Toxicological effects of ZnO nanoparticles based on bacteria, Langmuir 24 (8) (2008) 4140-4144,

9. Michael C. A., Dominey-Howes D., e Labbate, M.: The Antimicrobial Resistance Crisis: Causes, Consequences, and Gestão, Frente Saúde Pública. 2014; 2: 145. publicado online em 16 de setembro de 2014. doi: 10.3389/fpubh.2014.00145

10. Mühling M, Bradford A., Readman J. W, Somerfield P. J., Handy R. D.: Uma investigação dos efeitos das nanopartículas de prata

na resistência aos antibióticos de bactérias que ocorrem naturalmente num sedimento estuarino, Mar. Environ. Res. 68 (2009) 278-283.

11. Okonko I.O, Fajobi E.A, OgunnusiT.A, OgunjobiA.A. e Obiogbolu C.H.: African Journal of Biomedical Research, Vol. 11, No. 3, maio, 2008, pp. 235-250.

12. Pal S., Tak Y. K, Song J. M., A atividade antibacteriana das nanopartículas de prata depende da forma da nanopartícula? Um estudo da bactéria gram-negativa Escherichia coli, Appl. Environ. Microbiol. 27 (6) (2007) 1712-1720.

13. Q. Li, S. Mahendra, D.Y. Lyon, L. Brunet, M.V. Liga, D. Li, P.J. Alvarez: Antimicrobial nanomaterials for water disinfection and microbial control: potential applications and implications, Water Res. 42 (2008) 4591-4602.

14. Tarkkanen A. M., Heinonen T., Jogi R. (2009). A β-lactamase recombinante P1A previne a emergência de resistência antimicrobiana na microflora intestinal de voluntários saudáveis durante a administração intravenosa de ampicilina. Antimicrob. Agents Chemother. 53, 2455-246210.1128/AAC.00853-08

15. Weir E., Lawlor A., Whelan A., Regan F.: A utilização de nanopartículas em materiais antimicrobianos e a sua caraterização, Analyst 133 (2008) 835-845.

16. Wentzel RP. O pipeline de antibióticos - desafios, custos e

Capítulo 2 A utilização global de antibióticos

A dimensão real da produção de antibióticos e a utilização de antibióticos a nível mundial não são conhecidas com exatidão.

O período de 1950 a 1960 foi verdadeiramente a idade de ouro da descoberta de antibióticos, uma vez que metade dos medicamentos atualmente utilizados foram descobertos durante este período. Infelizmente, a utilização crescente de antibióticos nos seres humanos e nos animais não terapêuticos (promoção do crescimento) conduziu demasiado cedo ao desenvolvimento de agentes patogénicos bacterianos resistentes. Reconhecendo a ligação entre a utilização de antibióticos e o desenvolvimento de resistência, grande parte da investigação subsequente sobre antibióticos tem sido dedicada à descoberta e desenvolvimento de novos agentes eficazes contra as gerações seguintes de agentes patogénicos resistentes. É interessante notar que, na década de 1950, os geneticistas microbianos partiam do princípio de que o desenvolvimento de estirpes resistentes aos antibióticos seria um acontecimento improvável e, na melhor das hipóteses, raro, se os antibióticos fossem utilizados ao mesmo tempo!

Em 2000, a produção de antibióticos nos Estados Unidos foi de 50 milhões de libras, ou seja, cerca de 75 mil toneladas. É difícil obter números exactos, mas assumindo este nível de produção para os últimos 20 anos, pode presumir-se que foram produzidos mil milhões de libras durante esse período. Considerando que os Estados Unidos não são o maior produtor de antibióticos (a China, a Índia e outros países estão fortemente envolvidos), a quantidade de antibióticos produzidos e utilizados a nível mundial é provavelmente pelo menos três vezes superior. A quantidade total de antibióticos produzidos desde o início da era dos antibióticos, em 1950, é obviamente muito elevada, e é de perguntar se não será significativamente superior ao que é produzido naturalmente na biosfera, tendo em conta que os antibióticos são produzidos em quantidades pouco detectáveis no solo. Em termos de distribuição, cerca de 50 % destinam-se a uso humano, sendo o restante utilizado na criação de animais, na agricultura, na aquicultura, etc. (5).

Entre 2000 e 2010, o consumo de antibióticos aumentou 36% (de 54.083.964.813 unidades padrão para 73.620.748.816 unidades padrão). O Brasil, a Rússia, a Índia, a China e a África do Sul foram responsáveis por 76% deste aumento. Na maioria dos países, o consumo de antibióticos variou consideravelmente consoante a estação do ano. O consumo de carbapenemes (45%) e de polimixinas (13%), duas classes de antibióticos de última escolha, aumentou. Os maiores aumentos absolutos do consumo registaram-se entre 2000 e 2010

^{9}para as cefalosporinas (8,4*109 unidades-padrão), as penicilinas de largo espetro (6,1*10 unidades-padrão) e as fluoroquinolonas (3,0*109 unidades-padrão). Os maiores aumentos relativos em relação a 2010 foram observados para os monobactâmicos (2031%), os glicopeptídeos (233%), as cefalosporinas (93%) e as fluoroquinolonas (64%). A Índia foi o maior consumidor de antibióticos em 2010, com 12,9 *109 unidades (10,7 unidades por pessoa). A China foi o segundo maior consumidor com 10,0 *109 unidades (7,5 unidades por pessoa) e os EUA foram o terceiro maior consumidor com 6,8 *109 unidades (22,0 unidades por pessoa). Nos países de elevado rendimento, o consumo de antibióticos manteve-se estável ou diminuiu ligeiramente entre 2000 e 2010, com duas excepções: Na Austrália (de 25 em 2000 para 87 unidades por pessoa em 2010) e na Nova Zelândia (de 26 em 2000 para 70 unidades por pessoa em 2010), o consumo aumentou significativamente e encontrámos um aumento contínuo no consumo de antibióticos (5).

A monitorização mais abrangente do consumo de antibióticos nos países da UE é realizada no âmbito do projeto ESAC (4).

Em 2010, o consumo de antibióticos para uso sistémico (grupo químico terapêutico anatómico (ATC) J01) na população, ou seja, fora dos hospitais, foi comunicado por 26 países e variou por um fator de 3,5 entre o consumo mais elevado (39,4 doses diárias definidas (DDD) por 1000 habitantes e por dia na Grécia) e o mais baixo (11,1 DDD por 1000 habitantes e por dia na Estónia). O consumo médio foi de 18,3 DDD por 1000 habitantes por dia. Os subgrupos J01 mais frequentemente utilizados foram as combinações de penicilinas, incluindo inibidores da beta-lactamase (grupo ATC J01C R e penicilinas de espetro alargado (grupo ATC J01CA), seguidas dos macrólidos (grupo ATC J01FA) e das tetraciclinas (grupo ATC J01AA). Em comparação com o período de monitorização do projeto ESAC (2001-2009), não se observou qualquer aumento no consumo médio de antibióticos para uso sistémico na Europa em 2010. Quinze (58%) dos países participantes comunicaram uma diminuição ou uma taxa de consumo estável, enquanto 11 (42%) países comunicaram um aumento. O maior aumento na Comunidade foi registado pelo Reino Unido com 18,6 DDD por 1000 habitantes por dia em 2010, em comparação com 17,3 DDD por 1000 habitantes por dia em 2009. A Lituânia registou uma diminuição do consumo de 19,7 DDD por 1000 habitantes por dia em 2009 para 12,7 DDD por 1000 habitantes por dia em 2010.

Em 2010, 22 países comunicaram dados sobre o consumo de antifúngicos e antifúngicos para uso sistémico (grupos ATC J02 e D01BA) na população.

O consumo variou por um fator de 11,4 entre o consumo mais elevado (3,3 DDD por 1000 habitantes por dia na Bélgica) e o mais baixo (0,29 DDD por 1000 habitantes por dia em

Eslovénia). A terbinafina, o cetoconazol, o fluconazol e o itraconazol representaram 98,9% do consumo total de antifúngicos e antifúngicos na população de todos os países. O consumo de terbinafina representou mais de 50% do consumo total de antifúngicos e antifúngicos sistémicos em 16 países (72%). Em 2010, dois dos 12 indicadores de qualidade do anterior projeto ESAC utilizados para expressar dados sobre o consumo de antibióticos para uso sistémico (grupo ATC J01) na população [3, 4] mostraram uma variação significativa entre os países europeus, conforme descrito abaixo:

O consumo de penicilinas sensíveis à beta-lactamase (grupo ATC J01CE), expresso em percentagem do consumo total de antibióticos para uso sistémico (grupo ATC J01), variou de <0,1% em Itália e 0,2% em Portugal a 31,1% na Dinamarca e 23,3% na Noruega.

-O rácio entre o consumo de penicilinas, cefalosporinas e macrólidos de largo espetro e o consumo de penicilinas, cefalosporinas e macrólidos de espetro estreito variou entre 0,2 na Suécia e na Noruega e 180,2 em Malta. No sector hospitalar, o consumo de antibióticos para uso sistémico (grupo ATC J01) nos 18 países que forneceram dados relativos a 2010 variou entre 1,1 DDD por 1000 habitantes por dia nos Países Baixos e 3,0 na Letónia. O subgrupo mais utilizado no sector hospitalar foi o grupo das penicilinas (grupo ATC J01C), seguido das cefalosporinas (grupo ATC J01D) e das quinolonas (grupo ATC J01M). Em 2010, 17 países comunicaram dados sobre o consumo de antifúngicos e antifúngicos para uso sistémico (grupos ATC J02 e D01BA) no sector hospitalar, variando entre 0,02 DDD por 1000 habitantes por dia na Lituânia e 0,2 DDD por 1000 habitantes por dia na Bélgica. Globalmente, a anfotericina B e o fluconazol representaram 77% do consumo total de antifúngicos e antifúngicos no sector hospitalar nestes países. O consumo de fluconazol representou, por si só, mais de 50% do consumo total de antifúngicos e antifúngicos sistémicos em 10 (59%) dos países participantes.

Em 2012, na **comunidade,** ou seja, fora dos hospitais, o consumo de agentes antibacterianos para uso sistémico (grupo anatómico terapêutico químico (ATC) J01) foi comunicado por 30 países. O consumo variou por um fator de 2,8 entre o consumo mais elevado (31,9 doses diárias definidas (DDD) por 1

O consumo médio ponderado da UE/EEE foi de 21,5 DDD por 1 000 habitantes e por dia na Grécia) e o mais baixo (11,3 DDD por 1 000 habitantes e por dia nos Países Baixos). O consumo médio ponderado pela população da UE/EEE foi de 21,5 DDD por 1 000 habitantes por dia e não foram observadas tendências significativas no consumo médio nos últimos cinco anos. Os subgrupos de antibióticos mais utilizados foram as combinações de penicilinas, incluindo os inibidores da beta-lactamase (grupo ATC J01CR) e as penicilinas de espetro alargado (grupo ATC J01CA), seguidas dos macrólidos (grupo ATC J01FA) e das tetraciclinas (grupo ATC J01AA). O maior aumento do consumo de antibióticos para uso sistémico na Comunidade foi registado no Reino Unido, onde passou de 18,8 DDD por 1 000 habitantes por dia em 2011 para 20,1 DDD por 1 000 habitantes por dia em 2012. A Grécia e a Polónia registaram uma diminuição de 9 % no consumo, passando de 35,1 e 21,9 DDD por 1 000 habitantes por dia em 2011 para 31,9 e 19,8 DDD por 1 000 habitantes por dia em 2012. Uma análise das tendências dos dados sobre o consumo de antibióticos para uso sistémico no período 2008-2012, que inclui 22 países participantes na Rede ESAC, revelou um aumento significativo em cinco países (Bélgica, Letónia, Noruega, Espanha e Reino Unido). A Áustria registou uma diminuição significativa.

Para os agentes antibacterianos para uso sistémico (grupo ATC J01), que são administrados por via oral, a ESAC-Net também comunicou o consumo como o número de embalagens por 1.000 habitantes e por dia. Em 2012, o consumo destes antibióticos variou entre 1,1 embalagens por 1.000 habitantes por dia (Suécia) e 4,9 embalagens por 1.000 habitantes por dia (França). Em média, foram consumidas 3,1 embalagens de agentes antibacterianos para uso sistémico (grupo ATC J01) por 1 000 habitantes por dia. Alguns países (Bélgica, Bulgária, Dinamarca e Portugal) subiram ou desceram três ou mais lugares na classificação quando o consumo foi expresso em embalagens por 1 000 habitantes por dia, em vez de DDD por 1 000 habitantes por dia.publicado em 2011 Em 2012, 25 países comunicaram dados sobre o consumo de antifúngicos e antifúngicos para uso sistémico (grupos ATC J02 e D01BA) na população. O consumo variou por um fator de 7,2 entre o consumo mais elevado (3,3 DDD por 1 000 habitantes e por dia na Bélgica) e o mais baixo (0,46 DDD por 1 000 habitantes e por dia em Malta). A terbinafina, o cetoconazol, o fluconazol e o itraconazol representaram 98% do consumo total de antifúngicos e antifúngicos na população de todos os países. O consumo de terbinafina representou mais de 50% do consumo total de antifúngicos e antifúngicos sistémicos em 18 (72%) países. Em 2012, os 12 indicadores de qualidade baseados em consensos do anterior projeto ESAC, que foram utilizados para a
Os dados expressos sobre o consumo de antibióticos para uso sistémico (grupo ATC J01) na população [1-2] revelaram diferenças claras na Europa.

Foram encontradas tendências significativas e divergentes para os dois indicadores de qualidade que medem o consumo de penicilinas sensíveis à beta-lactamase e de combinações de penicilinas com inibidores da beta-lactamase:

O consumo de penicilinas sensíveis à beta-lactamase (grupo ATC J01CE), expresso em percentagem do consumo total de antibióticos para uso sistémico (grupo ATC J01), variou de <0,1% em Itália a 27,7% na Suécia e 27,9% na Dinamarca.

Uma análise das tendências revelou que este indicador diminuiu significativamente entre 2008 e 2012 em 11 países (Áustria, Bélgica, Bulgária, Dinamarca, Estónia, Itália, Letónia, Luxemburgo, Países Baixos, Noruega e Espanha). Em contrapartida, 10 países (Áustria, Dinamarca, Estónia, França, Alemanha, Irlanda, Itália, Luxemburgo, Eslovénia e Reino Unido) registaram um aumento significativo do seu consumo de combinações de penicilinas incluindo inibidores da beta-lactamase (grupo ATC J01CR), expresso em percentagem do consumo total de antibióticos para uso sistémico. O indicador de qualidade baseado no consenso, que define o rácio entre o consumo de penicilinas/cefalosporinas/macrólidos de largo espetro e o consumo de penicilinas/cefalosporinas/macrólidos de espetro estreito [1-2], também revelou grandes diferenças: de 0,2 na Suécia e na Noruega a 258,3 na Grécia.No **sector hospitalar**, o consumo de antibióticos para uso sistémico (grupo ATC J01) variou entre 1,0 DDD por 1.000 habitantes por dia nos Países Baixos e 2,8 na Finlândia. O consumo médio ponderado pela população da UE/EEE foi de 2,0 DDD por 1 000 habitantes por dia, não tendo sido observadas tendências significativas no consumo médio nos últimos cinco anos. O subgrupo mais utilizado no sector hospitalar foi o das penicilinas (grupo ATC J01C), seguido de outros antibióticos beta-lactâmicos, incluindo as cefalosporinas (grupo ATC J01D) e as quinolonas (grupo ATC J01M). Uma análise das tendências dos dados sobre o consumo de antibióticos para uso sistémico no período 2008-2012, que envolveu 11 países participantes na rede ESAC, revelou um declínio significativo para a Bulgária.Em 2012, 18 países comunicaram dados sobre o consumo de antifúngicos e antifúngicos para uso sistémico (grupos ATC J02 e D01BA) no sector hospitalar, variando entre 0,03 DDD por 1 000 habitantes por dia na Lituânia e 0,03 DDD por 1 000 habitantes por dia na Alemanha.

a 0,2 DDD por 1 000 habitantes e por dia na Dinamarca. Globalmente, a anfotericina B e o fluconazol representaram 71% do consumo total de antifúngicos e antifúngicos no sector hospitalar nos países participantes. O consumo de fluconazol representou, por si só, mais de 50 % do consumo total de antifúngicos e antifúngicos sistémicos em 11 (61 %) destes países. Em 2012, estavam disponíveis dados sobre o consumo total de antivíricos (grupo ATC J05) de 24 países e foram apresentados tanto para o sector ambulatório como para o sector hospitalar. O consumo variou por um fator de 11 entre o mais elevado (4,4 DDD por 1.000 habitantes e por dia em Portugal) e o mais baixo (0,1 DDD por 1.000 habitantes e por dia em Malta). Com base nas indicações para o tratamento com antivíricos no grupo J05 da ATC, tal como proposto no anterior projeto ESAC [3], os antivíricos mais notificados foram os "vírus do VIH/SIDA", seguidos dos "vírus do herpes". Na Letónia, surgiu um padrão diferente: o consumo mais elevado entre os participantes da ESAC-Net foi para os antivirais que actuam contra a gripe.

O consumo pormenorizado de antibióticos das várias classes de antibióticos é apresentado nos diagramas abaixo.

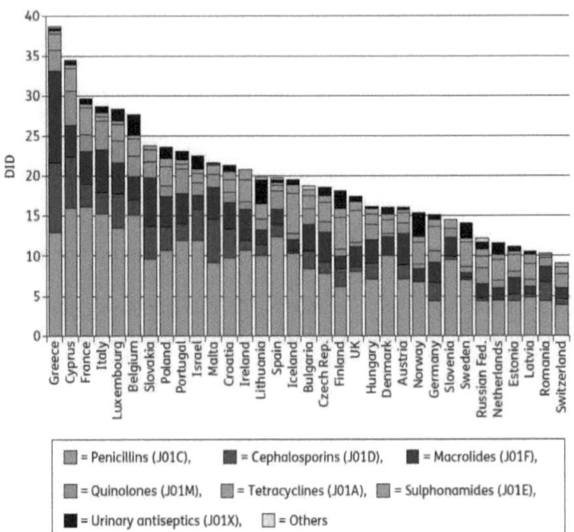

Consumo total de antibióticos em ambulatório em 33 países europeus em 2009 (3)

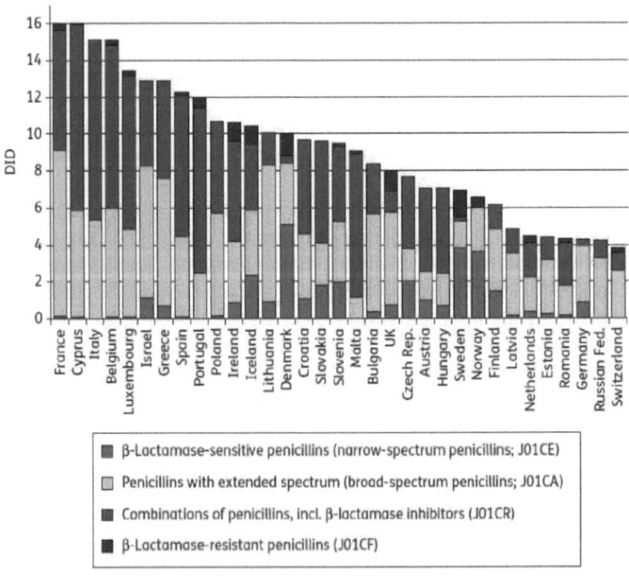

Utilização de penicilinas em ambulatório em 33 países europeus em 2009 (6).

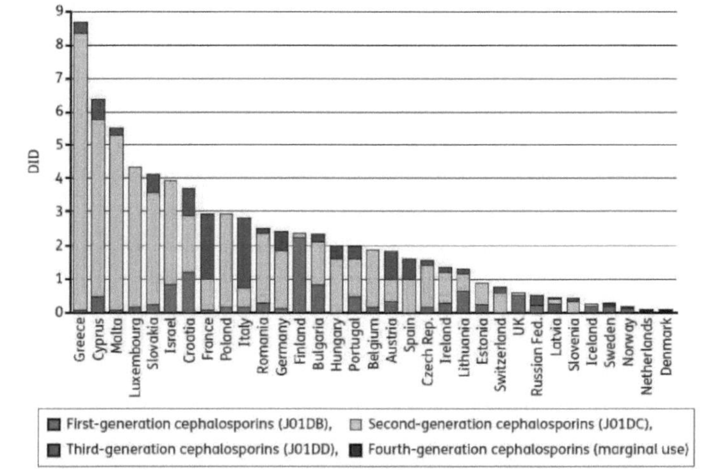

Utilização de cefalosporinas em ambulatório em 33 países europeus em 2009 (7)

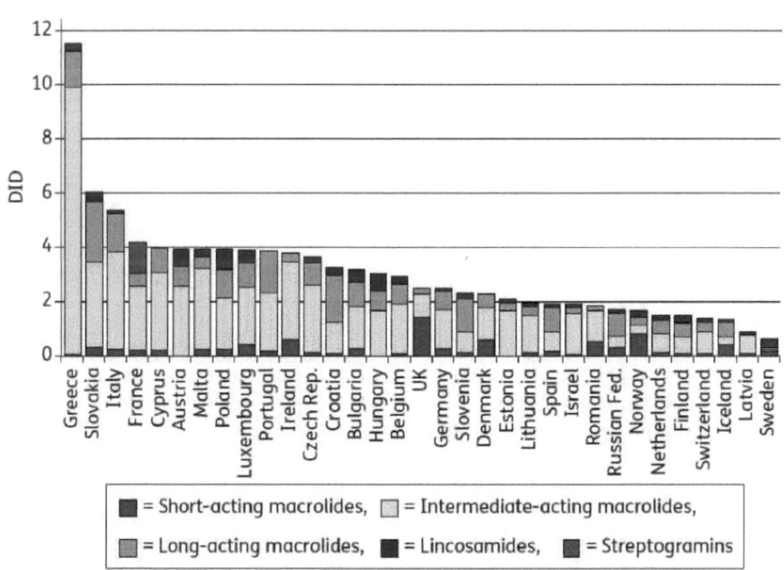

Utilização em ambulatório de macrólidos, lincosamidas e estreptograminas (MLS) em 2009 (1).

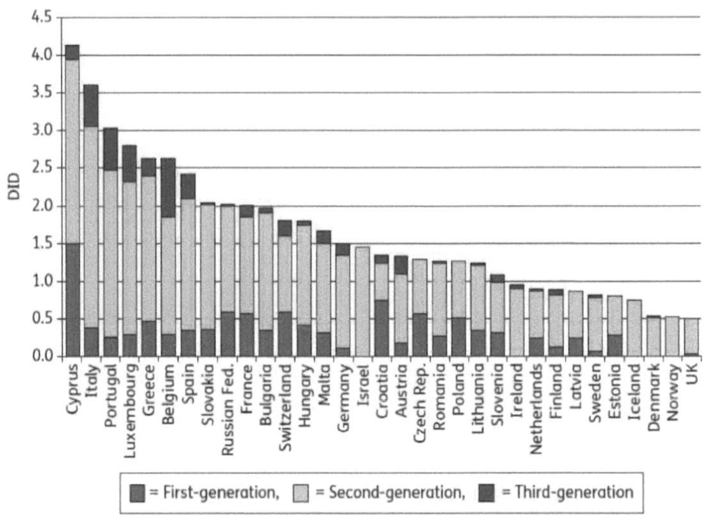

Utilização de quinolonas em ambulatório em 33 países europeus em 2009 (2).

Referências:

1. Adriaenssens N, Coenen S, Versporten A, Muller A, Minalu G, Faes C, et al. Vigilância Europeia do Consumo de Antimicrobianos (ESAC): Utilização em ambulatório de macrólidos, lincosamidas e estreptogramina (MLS) na Europa (1997-2009). J Antimicrob Chemother. 2011 Dec;66 Suppl 6:vi37-45.

2. Adriaenssens N, Coenen S, Versporten A, Muller A, Minalu G, Faes C, et al. European Surveillance of Antimicrobial Consumption (ESAC): outpatient quinolone use in Europe (1997-2009). J Antimicrob Chemother. 2011 Dec;66 Suppl 6:vi47-56.

3. Adriaenssens N, Coenen S, Versporten A, Muller A, Vankerckhoven V, Goossens H. European Surveillance of Antimicrobial Consumption (ESAC): Quality appraisal of antibiotic use in Europe. J Antimicrob Chemother. 2011 Dec;66 Suppl 6:vi71-7.

4. Vigilância europeia do consumo de antimicrobianos O projeto ESAC (2001 - 2011), Surveillance of antimicrobial consumption in Europe, 2011, www.ecdc.europa.eu, Estocolmo, março de 2013, ISBN 978-92-9193-445-4).

5. Julian Davies, Where have all the antibiotics gone? Can J Infect Dis Med Microbiol. 2006 Set-Out; 17(5): 287-290.

6. Versporten A, Coenen S, Adriaenssens N, Muller A, Minalu G, Faes C, et al. European Surveillance of Antimicrobial Consumption (ESAC): outpatient penicillin use in Europe (1997-2009). J Antimicrob Chemother. 2011 Dec;66 Suppl 6:vi13-23.

7. Versporten A, Coenen S, Adriaenssens N, Muller A, Minalu G, Faes C, et al. European Surveillance of Antimicrobial Consumption (ESAC): outpatient cephalosporin use in Europe (1997-2009). J Antimicrob Chemother. 2011 Dec;66 Suppl 6:vi25-35.

Capítulo 3: A utilização de antibióticos nos animais

Atualmente, mais de 5000 preparações farmacêuticas diferentes são utilizadas em todo o mundo na medicina humana e veterinária (4).

O efeito promotor de crescimento de doses baixas de agentes antimicrobianos foi descoberto no final da década de 1940. (24). A alimentação com doses subterapêuticas de agentes antimicrobianos tornou-se parte integrante da criação intensiva de animais. Sem dúvida, estas práticas apoiaram a intensificação da produção alimentar moderna, permitindo o desmame precoce dos animais, densidades animais mais elevadas e fontes de alimentação baratas (25). Além disso, o crescimento insuficiente causado por condições não higiénicas é por vezes compensado pela adição de antibióticos aos alimentos. (25). Numerosas substâncias foram ou são utilizadas em todo o mundo, algumas das quais não são utilizadas na medicina humana (por exemplo, o flavofosfolipol) e outras pertencem a outras classes (por exemplo, o macrólido tilosina). A forma como estas substâncias conduzem a um aumento da taxa de crescimento não é clara, mas a prevenção de doenças intestinais, como a diarreia do desmame, desempenha provavelmente um papel importante (25). Doses baixas de tetraciclina também reduzem a morbilidade e aumentam o crescimento em bebés pré-termo (23).

Muitas das causas do consumo de antibióticos residem na medicina humana, mas a utilização de antibióticos na medicina veterinária e na promoção do crescimento e prevenção de doenças na agricultura, aquicultura e horticultura também contribui significativamente. Das cerca de 100 000-200 000 toneladas de antibióticos produzidas anualmente (28), não existem estimativas exactas, mas a maioria é utilizada na agricultura, na horticultura e na medicina veterinária. A descoberta de uma baixa resistência nos ursos polares no arquipélago ártico isolado de Svalbard apoia a hipótese de que a resistência ecológica na proximidade de povoações humanas é de origem antropogénica (12). Embora há muito se suspeite da transferência de plasmídeos de resistência aos antibióticos de animais tratados para os seres humanos (18), os resultados de estudos recentes que utilizaram a sequenciação de todo o genoma confirmaram a transferência de genes de resistência dos animais para os seres humanos (14). O efeito de doses baixas de agentes antimicrobianos de promoção do crescimento na resistência antimicrobiana foi documentado para várias substâncias (20). Por exemplo, a utilização do glicopeptídeo avoparcina foi associada à seleção de enterococos resistentes à vancomicina (29), após a interrupção da qual a prevalência de resistência diminuiu (1).

Na maior parte das regiões do mundo, existem ainda poucos dados sobre as quantidades de agentes antimicrobianos vendidos ou utilizados em animais. Apenas são recolhidos dados agregados para todas as espécies animais. Para corrigir as diferenças nas populações animais entre

Ao longo do tempo e entre países, foi desenvolvida uma unidade de correção da população que corresponde aproximadamente ao peso vivo estimado dos animais em cada país. Os dados relativos a 2011 indicam diferenças significativas nas quantidades vendidas nos países participantes (10). Este resultado pode ser explicado por muitos factores, incluindo uma unidade de medida imprecisa e diferenças na composição da população animal, nos sistemas de produção e nos perfis de doenças entre países. Além disso, muitos dos países participantes só recentemente criaram sistemas de recolha de dados e provavelmente serão necessários pelo menos alguns anos para estabelecer uma boa base de referência. No entanto, deve haver outras explicações, como diferenças na forma como as doenças são prevenidas e no comportamento de prescrição. Na maioria dos países, os produtos destinam-se sobretudo à medicação de grupos de animais através dos alimentos ou da água. Em geral, foram vendidas sobretudo tetraciclinas, sulfonamidas e penicilinas. Na UE, a monitorização da resistência em animais comensais saudáveis é comunicada à Autoridade Europeia para a Segurança dos Alimentos; comparando os números relativos às vendas de antimicrobianos com os números relativos à resistência - por exemplo, da *E. coli* à tetraciclina - os países com vendas mais baixas comunicam também uma menor prevalência de resistência (8, 9).

Um impacto imediato do aparecimento e da propagação da resistência antimicrobiana em bactérias de origem animal é a perda de eficácia dos agentes antimicrobianos utilizados no tratamento dos animais. Este aspeto está pouco documentado, mas sem um tratamento eficaz das doenças graves, a mortalidade e a morbilidade aumentariam, o que teria um impacto negativo no bem-estar dos animais. Na criação de animais para a produção de alimentos, isto também teria um impacto na produtividade e na economia. Estes efeitos não se limitam aos animais criados em regime intensivo. É difícil apresentar provas diretas da propagação de genes de resistência entre o microbiota de diferentes espécies animais e os seres humanos, e as vias exactas de propagação são ainda mais difíceis de identificar. No entanto, as provas indirectas sugerem claramente que essa transmissão ocorre. Os resultados de um estudo experimental inicial (68) mostraram a propagação de um plasmídeo de resistência a múltiplos fármacos *de E.* coli entre galinhas e das galinhas para os seres humanos que entraram em contacto com os animais. A nível da população, os estudos sobre a propagação de genes que conferem resistência aos antimicrobianos utilizados nos animais mas não nos seres humanos, ou vice-versa, fornecem indicações claras sobre a direção da propagação. Na antiga RDA, um agente antimicrobiano chamado estreptotricina foi introduzido em 1983 para promover o crescimento. Pouco depois da sua introdução, foi detectado um gene de resistência à estreptotricina num transposão em *E. coli* de suínos. Subsequentemente, o gene de resistência apareceu em *E. coli* de agricultores e dos seus familiares, em infecções do trato urinário de habitantes das cidades e, mais tarde, também em Salmonella e Shigella isoladas de diarreia humana (29). A propagação direta de MRSA dos animais para os seres humanos em O contacto próximo está bem documentado. Também foi registada a transmissão de MRSA na comunidade ou no hospital de humanos para animais (2). A transmissão alimentar de Salmonella não tifoide e Campylobacter a partir de animais está bem documentada e ocorre independentemente do facto de as bactérias serem ou não resistentes (13, 15). Mais recentemente, a manipulação ou consumo de carne de aves de capoeira contaminada foi identificada como uma fonte de *E. coli* que causa infecções do trato urinário em mulheres (21). A transmissão indireta através do ambiente é menos conhecida. A Salmonella e a Campylobacter sobrevivem no solo durante algum tempo após a aplicação de estrume, dependendo das condições ambientais (3). A contaminação de produtos hortícolas e outras culturas diretamente a partir do solo ou através da irrigação com água contaminada é uma via de propagação possível, mas pouco documentada.

A interface entre os seres humanos e os animais é complexa; existem inúmeras vias possíveis de transmissão de bactérias resistentes. O facto de os genes de resistência poderem ser transferidos entre diferentes espécies de bactérias comensais e destas para os agentes patogénicos torna a questão ainda mais complexa. A exposição através dos alimentos é a via de transmissão mais frequentemente investigada e mais importante. A fonte mais provável de bactérias resistentes nos alimentos de origem animal é a contaminação dos intestinos dos animais durante o abate, mas existem muitas outras fases da produção alimentar em que pode ocorrer contaminação com micróbios ou uma proliferação ou redução do seu número. Para além disso, a troca de genes de resistência entre bactérias de diferentes origens pode ocorrer em todas as fases, incluindo na cozinha (16). Os alimentos são comercializados internacionalmente, o que significa que a produção local não é sinónimo de consumo local. Os estudos epidemiológicos sobre a transmissão da resistência antimicrobiana através dos alimentos chegam por vezes a conclusões contraditórias. A investigação sobre as potenciais vias de transmissão ambientais é menor (27). O estrume e os sólidos biológicos aplicados no solo podem conter tanto antimicrobianos como bactérias resistentes. A contaminação das águas superficiais pode também ocorrer através do escoamento de terras fertilizadas ou diretamente das águas residuais. A transmissão aos seres humanos e aos animais é possível através do contacto com o solo, da irrigação das culturas, do contacto com a água ou com animais selvagens.

O consumo de antibióticos tem vindo a aumentar constantemente (26), mas a Agência Europeia de Medicamentos (EMA) (6) comunicou uma tendência negativa (cerca de 11 %) nas vendas de antimicrobianos veterinários em nove países europeus entre 2005 e 2009. O declínio observado deveu-se principalmente a uma redução global da utilização da tetraciclina, cuja dosagem é muito mais elevada do que a de outros antimicrobianos

onde se registou um aumento da utilização. Neste contexto, o Centro Europeu de Prevenção e Controlo das Doenças (5) afirma que não se verifica um aumento de

No entanto, a EMA (2012) (7) refere que, em 2010, foram vendidas 4802 toneladas de substâncias activas para medicina veterinária em 19 países da UE, não incluindo os antimicrobianos para peixes de viveiro (7). Partindo do princípio de que o rácio de 2:1 entre antibióticos para medicina humana e veterinária proposto pela FEDESA continua a ser válido na Europa (11), pode presumir-se que a quantidade de antibióticos libertada no ambiente da UE poderá ser de cerca de 15 000 toneladas/ano só na UE. O consumo nos EUA excede o da UE e é significativamente mais elevado, especialmente no que respeita aos novos antibióticos (19, 22). Em 2000, foram produzidas cerca de 16 200 toneladas, 70% das quais foram utilizadas na criação de animais (17).

Referências:

1. Aarestrup FM, Jensen VF, Emborg HD, Jacobsen E, Wegener HC.Changes in the use of antimicrobials and the effects on productivity of swine farms in Denmark. Am J Vet Res 2010; 71: 726- 33).
2. Catry B, Van Duijkeren E, Pomba MC, et al, para o Grupo Científico Consultivo sobre Antimicrobianos (SAGAM). Refl ection paper on MRSA in food-producing and companion animals: epidemiology and control options for human and animal health. Epidemiol Infect 2010; 138: 626-44.
3. Chee-Sanford JC, Mackie RI, Koike S, et al. Fate and transport of antibiotic residues and antibiotic resistance genes following land application of manure waste. J Environ Qual 2009; 38: 1086-108.
4. Dorival-García N, Zafra-Gómez A, Navalón A, González J, Vílchez JL. Remoção de antibióticos quinolona de águas residuais por sorção e biodegradação em biorreactores de membrana à escala laboratorial. Sci Total Environ 2012;442:317-28.
5. ECDPC, 2010. Vigilância do consumo de antimicrobianos na Europa, 2010. ECDC, 2013. http://dx.doi.org/10.2900/76806.
6. EMA, 2011 Tendências nas vendas de antimicrobianos veterinários em nove países europeus (2005-2009) (EMA/238630/2011).
7. EMA, 2012 Vendas de antimicrobianos veterinários em 19 países da UE/EEE em 2010 (EMA/88728/2012).

8. Autoridade Europeia para a Segurança dos Alimentos (EFSA) e Centro Europeu de Prevenção e Controlo das Doenças (ECDC). O relatório de síntese da União Europeia sobre a resistência antimicrobiana em espécies zoonóticas e

Bactérias indicadoras de seres humanos, animais e alimentos em 2011 (EFSA J 2013; 11: 3196).

9. Agência Europeia de Medicamentos. Vendas de medicamentos veterinários antimicrobianos em 26 países da UE/EEE em 2011. Terceiro relatório ESVAC. 15 de outubro de 2013.http://www.ema.europa.eu /docs/en_GB/document_library/ Report/2013/10/WC500152311.pdf (acedido em 16 de outubro de 2013.

10. Agência Europeia de Medicamentos. Vendas de medicamentos veterinários antimicrobianos em 26 países da UE/EEE em 2011. Terceiro relatório ESVAC. 15 de outubro de 2013.http://www.ema.europa.eu/docs/en_ GB/document_library/report/2013/10/ WC500152311.pdf (acedido em 28 de dezembro de 2015).

11. FEDESA, 2001: A utilização de antibióticos na pecuária não põe em perigo a saúde humana. Comunicado de imprensa FEDESA/FEFANA, 13 de julho (Bruxelas, Bélgica)

12. Glad T, Bernhardsen P, Nielsen KM, et al. Diversidade bacteriana em fezes de urso polar (Ursus maritimus) no Ártico de Svalbard. BMC Microbiol2010; 10: 10).

13. Hald T, Lo Fo Wong DM, Aarestrup FM. A atribuição de infecções humanas com bactérias Salmonella resistentes a antimicrobianos na Dinamarca a fontes de origem animal. Foodborne Pathog Dis 2007; 4: 313-26.

14. Harrison EM, Paterson GK, Holden MT, et al. A sequenciação do genoma completo identifica a transmissão zoonótica de isolados de MRSA com o novo homólogo mecA mecC. EMBO Mol Med 2013; 5: 509- 15.

15. Holmberg SD, Osterholm MT, Senger KA, Cohen ML. Salmonella resistente a medicamentos em animais alimentados com antimicrobianos. N Engl J Med 1984;311: 617-22.

16. Kruse H, Sorum H. Transfer of multiple drug resistance plasmids between bacteria of various origins in natural microenvironments.Appl Environ Microbiol 1994; 60: 4015-21.

17. Kummerer, 2003 Kummerer, K., 2003. the importance of antibiotics in the environment. J. Antimicrob.Chemother. 52 (1), 5-7.).

18. Levy SB, FitzGerald GB, Macone AB. Chicken-to-chicken

and chicken-to-human spread of antibiotic-resistant plasmids (propagação de plasmídeos resistentes a antibióticos de galinha para galinha e de galinha para humano). Nature 1976; 260: 40-42

19. Llor e Bjerrum, 2005 Llor, C., Bjerrum, L., 2005. Antecedentes da diferente utilização de antibióticos em diferentes países. Clin. Infect. Dis. 40 (2), 333.).

20. Marshall BM, Levy SB. Food animals and antimicrobials: implications for human health. Clin Microbiol Rev 2011; 24: 718-33.

21. Nordstrom L, Liu CM, Price LB. Infecções do trato urinário de origem alimentar: um novo paradigma para doenças de origem alimentar resistentes a antimicrobianos. Front Microbiol 2013; 4: 29.

22. Patrick, D.M., Marra, F., et al, 2004. Consumo per capita de antibióticos: Como é que um país da América do Norte se compara com a Europa? Clin. Infect. Dis. 39 (1)

23. Robinson P. Controlled trial of aureomycin in premature twins and triplets (ensaio controlado de aureomicina em gémeos e trigémeos prematuros). Lancet 1952; 259: 52.

24. Stokstad ELR, Jukes TH. Outras observações sobre o fator de proteína animal. Proc Soc Biol Exp Med 1949; 73: 523-28.

25. Ministério da Agricultura da Suécia. Aditivos antimicrobianos para a alimentação animal. Relatório da Comissão sobre aditivos antimicrobianos para a alimentação animal. Estocolmo, 1997. 139

26. Vander Stichele, R., Elseviers, M.M., et al, 2006. Consumo hospitalar de antibióticos em 15 países europeus: Resultados da recolha retrospetiva de dados ESAC (1997-2002). J. Antimicrob. Chemother. 58 (1), 159-167.),

27. Wellington EM, Boxall AB, Cross P, et al. O papel do ambiente natural na emergência de resistência aos antibióticos em bactérias gram-negativas. Lancet Infect Dis 2013; 13: 155-65.

28. Wise R. Antimicrobial resistance: priorities for action (Resistência antimicrobiana: prioridades de ação). J Antimicrob Chemother 2002; 49: 585-86.

29. Witte W. Selective pressure due to antibiotic use in animal husbandry (Pressão selectiva devido à utilização de antibióticos na criação de animais). Int J Antimicrob Agents 2000; 16 (suppl 1): 19-24.

Capítulo 4: Antibióticos no ambiente, contaminação por antibióticos

Os antibióticos são provavelmente o grupo de medicamentos mais bem sucedido desenvolvido até à data para melhorar a saúde humana. Para além desta aplicação básica, os antibióticos (antimicrobianos em geral) são também utilizados para prevenir e tratar infecções em animais e plantas e para promover o crescimento na criação de animais.

Os produtos farmacêuticos têm por objetivo provocar uma resposta fisiológica nos seres humanos, nos animais, nas bactérias ou noutros organismos. Na última década, tem havido uma preocupação crescente com o impacto negativo que a utilização e a eliminação de produtos farmacêuticos podem ter na saúde humana e ambiental. Estudos demonstraram que os produtos farmacêuticos, juntamente com outros compostos, são libertados diretamente no ambiente após o tratamento das águas residuais (21). A seleção e o desenvolvimento de bactérias resistentes aos antibióticos é uma das principais preocupações associadas à utilização de antimicrobianos (36). Deve ser assegurada a coordenação entre os sectores humano, veterinário e ambiental e deve ser clarificada a extensão da relação entre a emergência de agentes patogénicos resistentes aos antimicrobianos nos seres humanos, nos animais e no ambiente. No entanto, sabe-se muito pouco sobre a sua contribuição para a extensão da resistência bacteriana no ambiente e a sua importância. Surpreendentemente, também pouco se sabe sobre a extensão da ocorrência ambiental, o transporte e o destino final e o impacto dos produtos farmacêuticos em geral e dos antibióticos em particular (23). Se os medicamentos não forem degradados durante o tratamento das águas residuais ou eliminados no solo ou noutros compartimentos ambientais, entram nas águas superficiais e subterrâneas e, possivelmente, na água potável. As substâncias antibióticas não metabolizadas acabam frequentemente nas massas de água com as águas residuais. Os antibióticos utilizados para fins veterinários ou como factores de crescimento são excretados pelos animais e acabam no chorume. O chorume é utilizado como fertilizante na agricultura, permitindo que os antibióticos se infiltrem no solo e entrem nas águas subterrâneas. No entanto, sabe-se muito pouco sobre a ocorrência, o destino e os riscos dos antibióticos que acabam no ambiente após a sua utilização na medicina humana e veterinária e como factores de crescimento. No Reino Unido, 95% dos antibióticos são utilizados na comunidade. Nos EUA, a percentagem é de 75%. Na Alemanha, cerca de 75 % dos antimicrobianos são utilizados na população e 25 % nos hospitais (23).

A ciprofloxacina, por exemplo, foi encontrada em concentrações entre 0,7

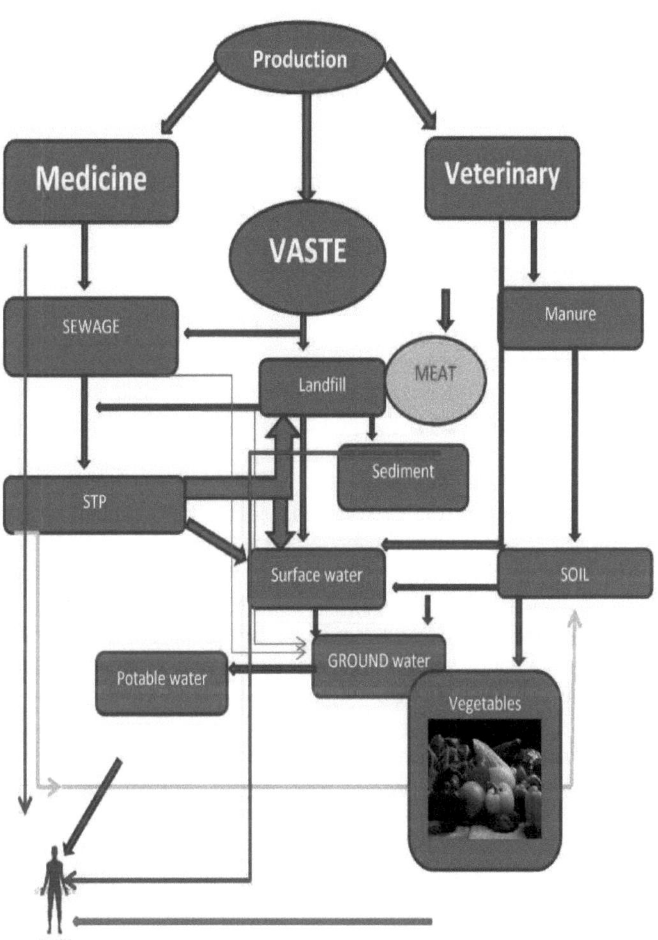

Poluição por antibióticos no solo, na água e nas plantas: Possíveis problemas ecológicos e de saúde. Os seres humanos também podem absorver antibióticos/metabolitos do ambiente, para além de serem tratados com antibióticos

e 124,5 µg/L em águas residuais hospitalares (17). A ampicilina foi encontrada em concentrações entre 20 e 80 µg/L nas águas residuais de um grande hospital alemão. Concentrações de antibióticos calculadas e medidas em hospitais são da mesma ordem de grandeza que as concentrações inibitórias mínimas para bactérias patogénicas susceptíveis (24). A diluição das águas residuais hospitalares com águas residuais municipais apenas reduz moderadamente a concentração de antibióticos, uma vez que as águas residuais municipais também contêm substâncias antibióticas e desinfectantes provenientes de fontes domésticas, veterinárias e, em menor grau, da criação de animais. Foram detectados antibióticos na gama dos µg/L nas águas residuais municipais, nos efluentes das estações de tratamento de águas residuais, nas águas superficiais e nas águas subterrâneas. Estes incluem quinolonas como a ciprofloxacina, sulfonamidas, roxitromicina, eritromicina desidratada e outros. Se os antibióticos forem utilizados na criação de animais, entram no solo através do estrume. As tetraciclinas foram detectadas no solo em concentrações até 0,2 µg por kg17 , enquanto outras foram encontradas em sedimentos de explorações piscícolas (23).

Apenas alguns dos compostos foram parcialmente biodegradados em condições de ensaio em sistemas aquáticos (1, 22). A maior parte deles era persistente. A genotoxicidade de compostos como as quinolonas ou o metronidazol não foi eliminada nestes testes. As quinolonas, por exemplo, adsorvem-se fortemente a lamas de depuração, solos e sedimentos e não foram biodegradadas em ensaios com sedimentos. Menos de 1 % da fluoroquinolona sarafloxacina, autorizada para a prevenção de doenças das aves de capoeira, foi removida de vários solos em 80 dias, provavelmente devido à sua elevada capacidade de ligação ao solo (29). A virginiamicina, um aditivo alimentar antibiótico administrado por via oral como promotor de crescimento para o gado, foi biodegradada em vários solos, mas apenas com uma semi-vida longa (40). A ciclosporina A só foi degradada ao fim de vários meses em amostras de solo húmido de jardim, embora tenham sido isoladas várias estirpes de degradação do solo. Estes resultados sugerem que a biodegradação de antibióticos em estações de tratamento de águas residuais e noutros compartimentos ambientais pode não ser uma opção para a remoção fiável de substâncias antibióticas e que é necessário investigar mais aprofundadamente esta questão. Além disso, as futuras medidas de conservação da água conduzirão a uma diminuição dos volumes de águas residuais. No entanto, é quase certo que o consumo de antimicrobianos continuará a aumentar. A resultante concentração mais elevada de antibióticos nas águas residuais municipais terá um impacto significativo nas bactérias do ambiente aquático, de acordo com os conhecimentos actuais (23).

Os agentes antimicrobianos podem ter efeitos qualitativos e quantitativos na comunidade microbiana residente nos sedimentos, tal como resumido por Nygaard et al (32). As bactérias resistentes podem ser selecionadas por substâncias antibióticas presentes nas águas residuais hospitalares, nas águas residuais municipais, nos tanques de arejamento, no processo de digestão anaeróbia das estações de tratamento de águas residuais ou no solo. Além disso, as bactérias resistentes são excretadas e descarregadas nas águas residuais ou no solo e noutros compartimentos ambientais. Resistentes e Até mesmo bactérias patogénicas multi-resistentes foram detectadas em estações de tratamento de águas residuais e de esgotos, bem como noutros compartimentos ambientais.

A emissão de antibióticos para o ambiente deve ser reduzida como parte importante da gestão dos riscos. Por este motivo, os fármacos terapêuticos não utilizados não devem ser deitados na sanita e os médicos devem ser alertados para o facto de os antibióticos não serem completamente metabolizados pelos doentes. Pelo contrário, os antibióticos e outros medicamentos são frequentemente excretados em grande parte inalterados, ou seja, como ingredientes activos. Os médicos, os doentes e os farmacêuticos têm um papel importante a desempenhar na redução da libertação de antibióticos, de outros medicamentos e de desinfectantes no ambiente (19).

Para além dos antibióticos, os genes resistentes aos antibióticos (ARG) também aparecem no ambiente.

Uma vez que os antibióticos são inibidores eficazes do crescimento bacteriano produzidos por microrganismos no ambiente, assumiu-se geralmente que o seu papel na natureza é inibir os concorrentes microbianos. Por outro lado, os determinantes da resistência aos antibióticos devem servir para evitar os efeitos dos antibióticos. Embora isto possa ser verdade nalguns casos, foi proposta uma hipótese alternativa de que os antibióticos podem ser moléculas de sinalização que moldam a estrutura das comunidades microbianas (13, 25, 43).

Para além da seleção de mutantes resistentes aos antibióticos e da promoção da aquisição de determinantes de resistência aos antibióticos através de elementos de transferência de genes que se podem propagar no microbiota ambiental, a poluição por antibióticos pode enriquecer a população de microrganismos intrinsecamente resistentes e reduzir a população de microrganismos susceptíveis.

microbiota. Por exemplo, as cianobactérias, que são responsáveis por mais de um terço da produção total de O2 livre e da fixação de CO2, são sensíveis aos antibióticos. Atualmente, não há provas de que a população de cianobactérias esteja a sofrer os efeitos da poluição por antibióticos e os riscos para esta situação são provavelmente muito baixos.

No entanto, o impacto dramático que a eliminação de cianobactérias em resultado da poluição por antibióticos poderia ter na biosfera reforça a ideia de que a libertação de antibióticos no ambiente natural é importante não só para o desenvolvimento de resistência, mas também para a manutenção da atividade microbiana global (19).

A utilização de antibióticos para fins clínicos ou agrícolas seleciona microrganismos resistentes (26, 35). Por conseguinte, é previsível que os resíduos provenientes de hospitais ou explorações agrícolas contenham ambos os tipos de contaminantes: Antibióticos e genes de resistência. No entanto, é provável que o destino de ambos os tipos de contaminantes seja diferente. Vários antibióticos são compostos naturais que entraram em contacto com Os antibióticos sintéticos (por exemplo, as quinolonas) podem ser mais difíceis de biodegradar do que os antibióticos sintéticos. Os antibióticos sintéticos (por exemplo, as quinolonas) podem ser mais difíceis de biodegradar. No entanto, são degradados a diferentes taxas no ambiente natural. Foi demonstrado que a ciprofloxacina é completamente degradada em amostras de água de rio após três meses, enquanto apenas 20 % do ácido oxolínico contido nestas amostras é degradado após cinco meses.

Outro problema é a acumulação de genes de resistência em unidades de transferência de genes que podem ser trocadas entre diferentes organismos. Por exemplo, verificou-se que a disseminação do gene da beta-lactamase CMY-2 em estirpes de Salmonella de explorações leiteiras não se deveu à disseminação de um clone de Salmonella resistente ao ceftiofur, mas à aquisição múltipla do mesmo gene CMY-2 por diferentes estirpes de Salmonella (2). Do mesmo modo, foram encontrados os mesmos elementos vanA não só em isolados de Enterococcus resistentes à vancomicina do mesmo complexo clonal, mas também noutros isolados de seres humanos e galinhas (38). Considerando que os EUA geram anualmente cerca de 180 milhões de toneladas de matéria seca de resíduos de gado e aves de capoeira, a descoberta de organismos resistentes a antibióticos provenientes de animais em águas subterrâneas, águas superficiais e culturas não é surpreendente (10). Como discutiremos mais adiante, nestes casos, o aumento da resistência global pode ter um impacto na saúde humana, mesmo que os genes de resistência tenham sido originalmente selecionados em linhagens microbianas que são específicas dos animais e não podem infetar os seres humanos. Por exemplo, foram recentemente descritas transferências horizontais de genes para ligar agentes patogénicos humanos Staphylococcus aureus resistentes à meticilina a bactérias infecciosas da mastite bovina (4). Em segundo lugar, os antibióticos podem persistir nos tecidos dos animais, pelo que podem ser considerados contaminantes alimentares. O efeito destes compostos no hospedeiro humano não foi estudado em pormenor. No entanto, foi sugerido que podem ocasionalmente desencadear reacções alérgicas e contribuir para a seleção de bactérias resistentes aos antibióticos no microbiota humano (5). Em terceiro lugar, os antibióticos libertados no solo ou na água podem alterar o microbiota ambiental local e levar a alterações na sua composição ou atividade que ainda não são totalmente compreendidas. As alterações nas populações bacterianas incluem a seleção de mutantes resistentes em espécies susceptíveis, alterações na distribuição de genes de resistência a antibióticos em unidades de transferência de genes e a seleção de espécies resistentes de tal forma que a composição global do microbiota é alterada. Por exemplo, a exposição de comunidades microbianas em sedimentos de água salgada à ciprofloxacina favorece a seleção de bactérias redutoras de sulfato e Gram-negativas (8). No entanto, a seleção de resistência e a redução da complexidade do microbiota ambiental não é a única

Consequência da exposição aos antibióticos. Os antibióticos podem causar alterações transitórias na atividade das populações microbianas (11, 27), que podem ser importantes para a sua produtividade, mesmo em concentrações subinibitórias. Foi descrito que a contaminação do estrume com sulfadiazina reduz a atividade microbiana, especialmente alguns processos de renovação do azoto (21), e também aumenta a resistência no solo (15, 18). Embora a utilização global de antibióticos na agricultura possa diminuir em resultado da aplicação de medidas destinadas a reduzir a resistência aos antibióticos, a abolição dos antibióticos como factores de crescimento conduziu a um aumento da utilização de antibióticos terapêuticos nos animais (por exemplo, na Dinamarca, este aumento foi de 49,7 % entre 1999 e 2001 (34). Por outro lado, a utilização de antibióticos na medicina humana irá naturalmente continuar, apesar dos programas nacionais de combate à resistência antimicrobiana e de melhoria da utilização racional de antibióticos nos seres humanos (32). Por conseguinte, é previsível que a quantidade de antibióticos libertados no ambiente a partir de explorações agrícolas e de resíduos humanos se mantenha relativamente elevada no futuro. Isto significa que, para além das medidas de controlo da utilização de antibióticos, são também necessários estudos para melhorar a sua degradação.

Um dos problemas mais importantes é a presença de fluoroquinolonas (FQs) no ambiente. A poluição ambiental por FQ é um problema que se espera que ganhe ainda mais atenção nos próximos anos, uma vez que o consumo de FQ antimicrobianas continua a aumentar. A poluição por FQ abrange várias matrizes ambientais, sendo a CIP, a NOR e a OFL/LEVO as FQ mais frequentemente registadas. Embora se possa assumir que este facto se deve muito provavelmente ao consumo mais elevado destes compostos, é difícil avaliar o consumo de FQ, uma vez que os dados relativos ao consumo são recolhidos país a país e são difíceis de obter. Isto aplica-se, em particular, ao consumo de FQ na agricultura. Relativamente aos antibióticos humanos (FQ), a Europa deu um primeiro passo no sentido da normalização, recolhendo dados de consumo de todos os seus Estados-Membros através de uma única autoridade, o ECDC. A investigação ambiental sobre a última geração de FQ, por exemplo o MOX, é escassa. No entanto, como o ECDC está a assistir a uma mudança no consumo para estas novas gerações de FQ, é aconselhável que os investigadores incluam também os novos compostos de FQ na sua lista de compostos-alvo quando analisam amostras, a fim de aumentar o conhecimento sobre a ocorrência de FQ nas estações de tratamento de águas residuais e no ambiente natural. Esta revisão mostra claramente que as estações de tratamento de águas residuais convencionais não são totalmente capazes de remover os compostos de FQ. Por conseguinte, são necessárias medidas para reduzir a descarga destes novos micropoluentes orgânicos (42).

O destino metabólico dos antibióticos depende das suas propriedades químicas, dos grupos funcionais e dos átomos reactivos nas estruturas. Diferentes tipos de antibióticos podem, por conseguinte, ser tratados de forma diferente pelo organismo e, consequentemente, dar origem a diferentes tipos de metabolitos na excreção (urina/fezes). Um estudo recente relatou a identificação específica de metabolitos de sulfonamidas, identificando dez compostos diferentes em amostras de urina, incluindo 5-hidroxissulfadiazina, 4-hidroxissulfadiazina, glucuronido de 5-hidroxissulfadiazina e sulfato de 5-hidroxissulfadiazina, entre outras formas derivadas de um único antibiótico (14). Este estudo sugere que a hidroxilação do grupo amino central, a conjugação com o ácido glucurónico para formar o grupo amida e também a acetilação do grupo amino são processos metabólicos que ocorrem com as sulfonamidas nos seres humanos (13). As sulfonamidas são metabolizadas nos animais de forma semelhante à dos seres humanos; contudo, nos animais, como o gado, ocorrem também outras formas, como conjugados N4-acetil, metabolitos desaminados e conjugados N4-glicose (14). Outros antibióticos, como a ciclosporina, são metabolizados de forma semelhante, resultando na conjugação com moléculas solúveis em água (3). Os dados estruturais pormenorizados desta conjugação não são conhecidos; no entanto, há provas de que a ciclosporina é inicialmente atacada pelas enzimas do citocromo nos locais da amida e do propilo (3). Além disso, é apresentada uma revisão exaustiva dos locais mais prováveis de hidroxilação após análise química quântica que mostra uma região específica de suscetibilidade às enzimas hidroxilantes.

Os nitrofuranos são outro grupo de antibióticos habitualmente utilizados na medicina agrícola e veterinária e são estruturas constituídas por grupos oxazolidina ligados a um grupo furano através de uma ponte de metilenoamina. Estudos efectuados por Leitner et al (24) demonstram que a estrutura do nitrofurano é atacada pelo sistema do citocromo P450 e hidrolisada em resíduos de anel único, pelo que os anéis de oxazolidina são largamente retidos após a desintoxicação (7, 24). Esta transformação metabólica indica que o metabolito estável oxazolidina não é conjugado e não é processado durante a excreção urinária. Este processo implica que os compostos nitrofurânicos produzem metabolitos metaestáveis na urina de animais, peixes e seres humanos que são menos solúveis em água do que as variantes conjugadas. Uma menor solubilidade em água indica também uma maior toxicidade. Também se formam outros tipos de metabolitos a partir dos nitrofuranos, como a 3-amino-2-oxazolidinona generalizada, que se acumula numa segunda espécie (ratos) que se alimenta de tecidos de suínos de explorações tratadas com o antibiótico nitrofurano original (McCracken e Kennedy, 1997). Verificou-se que este metabolito se acumula no fígado, nos rins e no tecido muscular dos ratos, e a sua

As concentrações em amostras de carne permanecem estáveis após cozedura ou micro-ondas (30). Curiosamente, verificou-se que outro metabolito à base de nitrofurano, a semicarbazida (hidrazina carboxamida), presente em animais de criação (23, 41), induz a desaminação oxidativa nas células endoteliais e na diabetes (44). Este metabolito foi também associado a doenças vasculares e possivelmente à doença de Alzheimer (37) e demora vários dias a ser totalmente excretado (24).

Também se demonstrou que as plantas libertam metabolitos de antibióticos e podem, por conseguinte, ser uma fonte significativa de libertação ambiental em locais de maiores dimensões, como campos de cultivo e terrenos agrícolas, especialmente tendo em conta que alguns metabolitos de antibióticos também têm efeitos antibióticos (39). As zonas agrícolas podem, por conseguinte, ser particularmente importantes para os estudos que investigam a libertação em alimentos e nutrientes para a produção comercial, bem como a libertação e a dispersão de metabolitos de antibióticos no solo e nas reservas de água potável, uma vez que foram recentemente encontrados vários metabolitos de sulfonamidas em água engarrafada comercial, águas subterrâneas e águas de superfície (9). Testes de amostras de águas superficiais revelaram a presença de vários compostos, incluindo sulfadimetoxina, sulfatiazol, sulfametazina, sulfametoxazol e sulfametoxipiridazina, todos encontrados em concentrações de ng/ml, bem como 316 ng/l adicionais do metabolito N4-acetilsulfametazina (9). Resultados semelhantes foram também comunicados por Chang e colaboradores que encontraram 16 tipos de sulfonamidas em lagos e lagoas no Japão em concentrações até 8,9 ng/L (6). Paralelamente a estes estudos, um estudo recente de 164 pontos de amostragem de reservas de águas subterrâneas na Europa revelou a presença de numerosos produtos farmacêuticos e pesticidas. Entre estes compostos, o sulfametoxazol (proveniente do tratamento de animais e seres humanos com antibióticos) foi encontrado com uma frequência de 24% e em concentrações até 38 ng/L nas águas subterrâneas (27). Noutros estudos, foram também detectados metabolitos de antibióticos na água potável (33). Os metabolitos dos antibióticos são, por conseguinte, fontes óbvias de poluição ambiental, centrando-se na fase aquosa e nas reservas de águas subterrâneas. Dada a utilização crescente e inadequadamente regulamentada de antibióticos no mundo ocidental, a acumulação de antibióticos e dos seus metabolitos nos animais e nos seres humanos pode constituir uma ameaça ecológica e toxicológica, sendo as águas residuais o principal meio de transmissão. A renovação e o desenvolvimento de melhores processos de descontaminação das águas residuais são, por conseguinte, cruciais, uma vez que estas entram frequentemente no ambiente sem serem tratadas, mesmo nos países industrializados (28). De acordo com o relatório de Feng-Hua Wang e outros da China (13), estão presentes níveis elevados de resíduos de antibióticos e ARG no estrume e nas águas residuais. que podem permanecer no solo durante muito tempo. A plantação afectou a distribuição de ARGs no solo com estrume. As ARG foram igualmente detectadas em produtos hortícolas colhidos e cultivados em solo tratado com estrume, incluindo endófitos de raízes, endófitos de folhas e microrganismos na filosfera.

Os antibióticos têm sido utilizados desde os anos 50 para combater certas doenças bacterianas em plantas frutícolas, hortícolas e ornamentais de elevado valor. Atualmente, o antibiótico mais utilizado nas plantas é a estreptomicina e, em menor grau, a oxitetraciclina. É utilizada principalmente em maçãs, peras e árvores ornamentais afins para controlar o fogo bacteriano causado pela Erwinia amylovora. Nos EUA, os antibióticos utilizados em plantas representam menos de 0,5% da utilização total de antibióticos. A maioria dos antimicrobianos, principalmente a estreptomicina e a oxitetraciclina, é utilizada para controlar doenças bacterianas em árvores de fruto. Nos EUA, foram utilizadas 13.835 toneladas de estreptomicina (http://www.apsnet.org/online/feature/ Antibiotics/). Para ser um candidato viável para o controlo de doenças, o antibiótico tinha de: (i) ser ativo na planta ou dentro dela; (ii) tolerar a oxidação, a irradiação UV, a precipitação e as temperaturas elevadas. Estas propriedades são precisamente as que causam problemas no ambiente. Contudo, há falta de dados sobre as concentrações de estreptomicina no solo das culturas frutícolas. Também neste caso, a situação varia de país para país devido a diferentes regulamentações. Na Alemanha, por exemplo, é necessária uma autorização especial para a utilização de estreptomicina na fruticultura, que só pode ser concedida caso a caso.

No caso da aquicultura, a definição atual da FAO é: "a criação de organismos aquáticos, incluindo peixes, moluscos, crustáceos e plantas aquáticas". A aquicultura significa que existe alguma forma de intervenção no processo de criação para aumentar a produção, por exemplo, através de um povoamento regular, alimentação e proteção contra predadores. Na aquacultura, os antibióticos são utilizados principalmente para fins terapêuticos e profilácticos. Os antibióticos autorizados para utilização em aquicultura incluem a oxitetraciclina, o florfenicol, a pré-mistura, a sarafloxacina, as sulfonamidas de eritromicina, que são potenciadas com trimetoprim ou ormetoprim. Grave et al (16) investigaram a utilização de medicamentos antimicrobianos em peixes de viveiro na aquicultura norueguesa no período de 2000 a 2005. Entre 2002 e 2005, observou-se um aumento da utilização de antibióticos na aquicultura norueguesa, devido a novas espécies de peixes de viveiro (exceto o salmão do Atlântico e a truta arco-íris), especialmente o bacalhau. No entanto, não existem dados específicos sobre a maioria dos países. Não se prevê que a contribuição do sector da aquicultura seja responsável por uma proporção significativa da utilização de antimicrobianos não humanos nos EUA. (http://www.hc-sc.gc.ca/dhp-mps/pubs/vet/amr-ram_issue-enjeux_e. html). A situação em muitos outros países não é clara.

Em resumo, os antibióticos libertados no ambiente podem reentrar no corpo humano juntamente com os metabolitos biologicamente activos e os genes resistentes aos antibióticos (ARGs). Como resultado deste ciclo, os seres humanos (e os animais) estão constantemente expostos a uma fraca pressão antibiótica, e a seleção de bactérias resistentes no ambiente e em diferentes organismos pode aumentar a propagação de bactérias resistentes. Este ciclo pode também alterar a auto-flora dos organismos vivos.

Referências:

1. Al-Ahmad, A., Daschner, F. D. & Kümmerer, K. (1999). Biodegradabilidade de cefotiam, ciprofloxacina, meropenem, penicilina G e sulfametoxazol e inibição de bactérias de águas residuais. Archives of Environmental Contamination and Toxicology **37**, 158-63.
2. Alcaine, S.D., Sukhnanand, S.S., Warnick, L.D., Su, W.L., McGann, P., McDonough, P., Wiedmann, M., 2005. As estirpes de Salmonella resistentes ao ceftiofur provenientes de explorações leiteiras representam múltiplos subtipos generalizados que evoluíram através de uma transferência genética horizontal independente. Antimicrob. Agents Chemother. 49, 4061-4067.
3. Bertault-Peres, P., Bonfils, C., et al, 1987 Metabolismo da ciclosporina A. II. II.Implicação do citocromo P-450 3c induzível por antibiótico macrólido a partir de microssomas de fígado de coelho. Drug Metab. Dispos. 15 (3), 391-398.
4. Brody, T., Yavatkar, A.S., Lin, Y., Ross, J., Kuzin, A., Kundu, M., Fann, Y., Odenwald, W.F., 2008. Transferências horizontais de genes ligam um agente patogénico MRSA humano a bactérias infecciosas da mastite bovina. PLoS ONE 3, e3074.
5. Cabello, F.C., 2006. Utilização intensiva de antibióticos profilácticos na aquicultura: um problema crescente para a saúde humana e animal e para o ambiente. Environ. Microbiol. 8, 1137-1144.
6. Chang, H., Hu, J., et al, 2008. Análise simultânea de 16 antibióticos sulfonamida e trimetoprim em águas ambientais por cromatografia líquida-electrospray tandem espetrometria de massa. J. Chromatogr. A 1190 (1-2), 390-393.
7. Cooper, K., Mulder, P.J., et al, 2005. degradação de quatro

antibióticos nitrofuranos e dos seus metabolitos ligados aos tecidos em suínos

Tecidos e determinação por LC-MS/MS e HPLC-UV. Food Addit. Contam. 22 (5), 406-414.

8. Cordova-Kreylosand Scow, 2007 Cordova-Kreylos, A.L., Scow, K.M., 2007. Effects of ciprofloxacin on microbial communities in saltwater sediments. ISME J. 1, 585-595.

9. Diaz-Cruz, M.S., Garcia-Galan, M.J., et al, 2008. Determinação simultânea altamente sensível de antibióticos sulfonamídicos e de um metabolito em águas ambientais por cromatografia líquida-espetrometria de massa com armadilha de iões linear de quadrupolo. J. Chromatogr. A 1193 (1), 50-59).

10. Dolliver e Gupta,2008 Dolliver, H., Gupta, S., 2008. Perdas de antibióticos na lixiviação e no escoamento superficial de terrenos agrícolas com estrume. J. Environ. Qual. 37, 1227-1237.

11. Fajardo and Martinez, 2008 Fajardo, A., Martinez, J.L., 2008. Antibiotics as signals that trigger specific bacterial responses. Curr. Opin. Microbiol. 11, 161-167).

12. Fajardo, A., Martinez, J.L., 2008. Os antibióticos como sinais que desencadeiam respostas bacterianas específicas. Curr. Opin. Microbiol. 11, 161- 167.).

13. Feng-Hua Wang Min Qiaoa, Zheng Chenc, Jian-Qiang Sud, Yong-Guan Zhu, Genes de resistência a antibióticos em solo com estrume e legumes aquando da colheita, Journal of Hazardous Materials 299 (2015) 215-221.

14. Garcia-Galan et al, 2008 Garcia-Galan, M.J., Silvia DiazCruz, M., et al, 2008. Identificação e determinação de metabolitos e produtos de degradação de antibióticos sulfonamidas. TrAC, Trends Anal. Chem. 27 (11), 1008-1022.

15. Ghosh, S., LaPara, T.M., 2007. The effects of subtherapeutic antibiotic use in farm animals on the proliferation and persistence of antibiotic resistance among soil bacteria. ISME J. 1, 191-203.

16. Grave, K., Hansen, M.K., Kruse, H., Bangen, M., Kristoffersen, A.B., 2008. Prescrição de medicamentos antimicrobianos na aquicultura norueguesa, com ênfase nas "novas" espécies de peixes. Prev. Vet. Med. 83, 156-169.

17. Hartmann, A., Golet, E. M., Gartiser, S. et al. (1999). Os danos primários no ADN, mas sem mutagenicidade, estão correlacionados com as concentrações de ciprofloxacina nas águas

residuais hospitalares alemãs. Archives of Environmental Contamination and Toxicology **36**, 115-9.

18. Heuer e Smalla, 2007 Heuer, H., Smalla, K., 2007. O chorume e a sulfadiazina aumentam sinergicamente a resistência bacteriana aos antibióticos no solo durante pelo menos dois meses. Environ. Microbiol. 9, 657- 666.

19. Jose Luis Martinez: Environmental pollution by antibiotics and by antibiotic resistance determinants, Environmental Pollution 157 (2009) 2893-2902).

20. Kotzerke et al, 2008 Kotzerke, A., Sharma, S., Schauss, K., Heuer, H., Thiele-Bruhn, S., Smalla, K.,Wilke, B.M., Schloter, M., 2008. Alterações na atividade microbiana do solo e nos processos de transformação do N devido à contaminação com sulfadiazina no estrume de suínos. Environ. Pollut. 153, 315-322.

21. Kümmerer, K. (ed.). (2001). Pharmaceuticals in the Environment. Sources, Fate, Effects and Risks. Springer, Heidelberg, Alemanha

22. Kümmerer, K., Al-Ahmad, A. & Mersch-Sundermann, V. (2000). Biodegradabilidade de alguns antibióticos, eliminação da genotoxicidade e infestação de bactérias de águas residuais num teste simples. Chemosphere **40**, 701-10,

23. Kümmerer: The importance of antibiotics in the environment, Journal of Antimicrobial Chemotherapy (2003) 52, 5-7.

24. Leitner et al, 2001 Leitner, A., Zollner, P., et al, 2001 Determinação de metabolitos de antibióticos nitrofuranos em tecidos animais por cromatografia líquida de alta eficiência-espetrometria de massa em tandem. J. Chromatogr. A 939 (1), 49-58;

25. Linares, J.F., Gustafsson, I., Baquero, F., Martinez, J.L., 2006). Os antibióticos como agentes de sinalização intermicrobiana em vez de armas. Proc. Natl. Acad. Sci. U.S.A. 103, 19484-19489..;

26. Livermore, 2005 Livermore, D.M., 2005. minimizando a resistência aos antibióticos. Lancet Infect. Dis. 5, 450-459.

27. Loos, R., Locoro, G., 2010. Estudo à escala europeia sobre a ocorrência de poluentes orgânicos persistentes polares selecionados nas águas subterrâneas. Water Res. 44 (14), 4115-4126.

28. Manzetti, S., Stenersen, J.H.V., 2010. Um olhar crítico sobre o estado ambiental do Sognefjord. Mar. Pollut. Bull. 60 (12), 2167-2174.

29. Marengo, J. R., Kok, R. A., Velagaleti, R. et al. (1997). Degradação aeróbica do cloridrato de 14C-sarafloxacina no solo. Environmental Toxicology and Chemistry **16**, 462-71.

30. McCracken, R.J., Kennedy, D.G., 1997: biodisponibilidade dos resíduos do metabolito da furazolidona 3-amino-2-oxazolidinona nos tecidos de suínos e efeito da cozedura nas concentrações de resíduos. Food Addit. Contam. 14 (5), 507-513.

31. Muller, A., Coenen, S., Monnet, D.L., Goossens, H., 2007. Vigilância Europeia do Consumo de Antimicrobianos (ESAC): Consumo de antibióticos em ambulatório na Europa, 1998-2005. euro Surveill. 12 E071011- 071011

32. Nygaard, K., Lunestad, B. T., Hektoern, (1992). Resistência à oxitetraciclina, ácido oxolínico e furazolidona em bactérias de sedimentos marinhos. Aquaculture **104**, 21-36.

33. Schaider, L.A., Rudel, R.A., et al, 2014. produtos farmacêuticos, perfluorosurfactantes e outros compostos orgânicos de águas residuais em poços públicos de água potável em um aquífero raso de areia e cascalho. Sci. Total Environ. 468-469, 384-393.

34. Singer, R.S., Finch, R., Wegener, H.C., Bywater, R., Walters, J., Lipsitch, M., 2003. Antibiotic resistance - the interplay between antibiotic use in animals and humans. Lancet Infect. Dis. 3, 47-51.

35. Teuber, M., 2001. Utilização veterinária e resistência aos antibióticos. Curr. Opin. Microbiol. 4, 493-499.

36. O Conselho da União Europeia. (2002) . Recomendação do Conselho, de 15 de novembro de 2001, relativa à utilização prudente de agentes antimicrobianos na medicina humana (Texto relevante para efeitos do EEE). 2002/77/CE. 5 de fevereiro, Bruxelas, Bélgica

37. Unzeta, M., Sole, M., et al, 2007. Semicarbazide-sensitive amine oxidase (SSAO) and its possible contribution to vascular damage in Alzheimer's disease. J. Neural Transm. 114 (6), 857-862.

38. van den Bogaard, A.E., Willems, R., London, N., Top, J., Stobberingh, E.E., 2002. antibiotic resistance of faecal enterococci in poultry, poultry farmers and poultry slaughterers. J. Antimicrob. Chemother. 49, 497-505.

39. Wallace, R.J., 2004. propriedades antimicrobianas dos metabolitos secundários das plantas. Proc. Nutr. Soc. 63 (04), 621-629.

40. Weerasinghe, C. A. & Towner, D. (1997). Biodegradação aeróbica da virginiamicina no solo. Toxicologia e Química Ambiental **16**, 1873-6.

41. Wright, S., 2003. Efeitos fisiológicos e patológicos da amina oxidase sensível à semicarbazida. Biochim. Biophys. Ata (BBA) - Proteínas Proteómicas 1647 (1), 193-199.

42. Xander Van Doorslaer, Jo Dewulf, Herman Van Langenhove,

Kristof Demeestere, Fluoroquinolone antibiotics: An emerging class of environmental micropollutants, Science of the Total Environment 500-501 (2014) 250-269.

43. Yim, G., Wang, H.H., Davies, J., 2007. antibiotics as signalling molecules. Philos.Trans. Royal Soc. Soc. B Biol. Sci. 362, 1195-1200.

44. Yu, P., Zuo, D., 1993. A desaminação oxidativa da metilamina pela amina oxidase sensível à semicarbazida conduz a danos citotóxicos nas células endoteliais. Possíveis consequências para a diabetes. Diabetes 42 (4), 594-603.

Capítulo 5: O desenvolvimento da resistência aos antibióticos

A descoberta dos antibióticos foi seguida, pouco tempo depois, pela descoberta da resistência aos antibióticos.

A nível mundial, a resistência aos antibióticos aumentou dramaticamente nos últimos anos (3, 32) e é atualmente reconhecida como um desafio médico importante na maioria dos contextos de cuidados de saúde. A mortalidade devida à resistência é considerável, contribuindo assim para o peso das doenças infecciosas (14). A resistência não é um fenómeno novo; os genes de resistência são omnipresentes na natureza e interagem com um ecossistema complexo (13, 48). Embora a utilização excessiva e intensiva de medicamentos antimicrobianos tenha começado a exercer uma nova pressão de sobrevivência sobre os microrganismos em causa, a resistência antibacteriana quase não foi reconhecida no passado, uma vez que foram ficando disponíveis cada vez mais antibióticos novos que podiam ser facilmente modificados e melhorados para utilização clínica. Com os desenvolvimentos sociais e tecnológicos das últimas décadas, vários factores importantes alteraram o equilíbrio a favor do aparecimento e da propagação descontrolada da resistência. As viagens internacionais, a adoção, o comércio e a imigração facilitam a globalização da resistência aos antibióticos (50). Para além do aumento constante do consumo de antibióticos para o tratamento de doenças, a utilização de antibióticos como promotores de crescimento na criação de animais (19) e a libertação descontrolada de compostos antibacterianos no ambiente aumentaram imensamente a pressão de seleção. As bactérias que são as principais responsáveis pelas infecções associadas aos cuidados de saúde são também frequentemente propensas à multirresistência fora do contexto dos cuidados de saúde. Uma vez que a multirresistência está tão generalizada e que o termo pode ser definido de diferentes formas, o Centro Europeu de Prevenção e Controlo das Doenças (ECDC) e os Centros de Controlo e Prevenção das Doenças (CDC) dos EUA publicaram uma terminologia internacional normalizada para facilitar a classificação dos diferentes perfis de resistência antimicrobiana e a comunicação de dados comparáveis (35). De acordo com este sistema, a multirresistência (MDR) é definida como a não suscetibilidade a pelo menos um agente em três ou mais categorias de antimicrobianos; a resistência extensiva aos medicamentos (XDR) é definida como a não suscetibilidade a pelo menos um agente em todas as categorias de antimicrobianos, exceto duas ou menos (ou seja, os isolados bacterianos permanecem susceptíveis a apenas uma ou duas categorias); e a resistência aos pandróglifos (PDR) é definida como a não suscetibilidade a todos os agentes em todas as categorias de antimicrobianos (35).

A resistência bacteriana está intimamente ligada à utilização de agentes antimicrobianos na prática clínica. O tratamento prolongado com antibióticos pode levar ao desenvolvimento de resistência num microrganismo originalmente sensível a

Os antibióticos podem ser usados para combater as bactérias, mas mais tarde podem adaptar-se gradualmente e desenvolver resistência aos antibióticos. Quando um antibiótico ataca as bactérias, as células bacterianas susceptíveis morrem, mas as que apresentam um certo grau de insensibilidade sobrevivem. A emergência de um fenótipo resistente aos antimicrobianos depende de vários factores do hospedeiro: o grau de resistência, a capacidade do microrganismo para tolerar o mecanismo de resistência, o local da colonização inicial e outros factores. Se os determinantes da resistência estiverem localizados em plasmídeos, propagam-se rapidamente dentro do género e mesmo em géneros bacterianos não relacionados. Quando a resistência está ligada a genes nos cromossomas, os microrganismos resistentes propagam-se mais lentamente (15, 55).

O declínio da eficácia dos antibióticos no tratamento de infecções comuns acelerou nos últimos anos e, com o aparecimento de estirpes intratáveis de Enterobacteriaceae resistentes aos carbapenemes, estamos no início de uma era pós-antibiótica (9). Nos países de elevado rendimento, a utilização persistentemente elevada de antibióticos nos hospitais, na população e na agricultura contribuiu para uma pressão de seleção que perpetuou as estirpes resistentes e obrigou a uma mudança para antibióticos mais caros e de espetro mais alargado. Nos países de baixo e médio rendimento (PRMB), a utilização de antibióticos aumenta com o aumento do rendimento, as elevadas taxas de hospitalização e a elevada prevalência de infecções hospitalares.

Mesmo antes da introdução da penicilina, foram descobertas estirpes de bactérias resistentes (1). A pressão de seleção causada pela utilização de milhões de toneladas de antibióticos nos últimos 75 anos, desde a introdução dos antibióticos, resultou na resistência de quase todas as bactérias causadoras de doenças aos antibióticos habitualmente utilizados para as tratar. O rápido desenvolvimento da resistência bacteriana é evidente no caso das β-lactamases, uma classe de antibióticos. Foram identificadas cerca de 1000 β-lactamases resistentes que inactivam estes antibióticos, o que representa um aumento de dez vezes em relação a antes de 1990 (13). A resistência propagou-se a nível mundial. A gonorreia resistente aos antibióticos surgiu no Vietname em 1967 (25), tendo-se depois propagado às Filipinas e, finalmente, aos EUA (44). As enzimas NDM, notificadas pela primeira vez em 2008, estão agora disseminadas por todo o mundo (41). A propagação de genes de resistência como os da Entero bacteriaceae, que produzem β-lactamase de espetro alargado (ESBL), NDM-1 e *Klebsiella pneumoniae* carbapenemase (KPC), mostra a facilidade com que a resistência se pode propagar. Os resultados de um estudo efectuado em Nova Deli8 revelaram a presença de bactérias produtoras de NDM-1 (incluindo

Shigella boydii e *Vibrio cholera*) em duas (4%) de 50 amostras de água potável e em 51 (30%) de 171 amostras de lixiviados, o que indica a possibilidade de aquisição de resistência fora das unidades de saúde. Os antibióticos do grupo das quinolonas, em particular, são um exemplo de acidente. Estes medicamentos são sintéticos e, por conseguinte, não ocorrem na natureza, mas 30 anos após a sua introdução generalizada, a resistência
epidemia (49). Em particular, os estudos do genoma completo sugerem que a resistência às quinolonas foi um fator-chave na evolução do MRSA adquirido no hospital (24). Estes exemplos de evolução desencadeada por antibióticos são um contributo importante para explicar as actuais epidemias de infecções resistentes associadas aos cuidados de saúde (3).

Genética: A resistência bacteriana aos antibióticos pode ser intrínseca ou inata, que é caraterística de uma determinada bactéria e depende da biologia do microrganismo (*a E. coli* tem resistência inata à vancomicina), ou adquirida (15, 55). A resistência adquirida resulta (i) da aquisição de genes exógenos por plasmídeos (conjugação ou transformação), transposões (conjugação), integrões e bacteriófagos (transdução), (ii) da mutação de genes celulares e (iii) de uma combinação destes mecanismos (4, 46).

Mutações. Mutações espontâneas. As mutações cromossómicas são bastante raras (uma numa população de 106-108 microrganismos) e geralmente determinam a resistência a compostos estruturalmente relacionados (3). Estas mutações ocorrem como erros de replicação ou como reparação defeituosa de ADN danificado. São referidas como mutações espontâneas ou mutações dependentes do crescimento. A resistência às quinolonas em *E. coli* é causada por alterações de pelo menos sete aminoácidos no gene gyrA ou três aminoácidos no gene parC (15, 23), enquanto apenas uma mutação pontual no gene rpoB está associada à resistência completa à rifampicina (46). Uma mutação cromossómica na dihidropteroato sintetase conduz a uma afinidade reduzida para as sulfonamidas (4). Alguns mecanismos bioquímicos de resistência são o resultado de mutações. O sistema de absorção ou entrega de antibióticos pode ser alterado por mutações (24, 26).

Hipermutadores. De acordo com o modelo do "estado hipermutável", durante a seleção prolongada e não letal de microrganismos, uma pequena população bacteriana pode atingir um estado de curto prazo em que a população sofre mutações a uma taxa muito elevada (estirpes hipermutáveis ou mutantes) (15). Estas células podem aumentar a taxa de mutação de 10 a 50 para 10.000 vezes (36). A maioria dos hipermutadores encontra-se em populações de *E. coli, S. enterica*, *Neisseria meningitides* (*N. meningitides*), *H. influenzae, S. aureus, Helicobacter pylori* (*H. pylori*), *Streptococcus pneumoniae* (*S. pneumoniae*) e *P. aeruginosa* (15).

Mutagénese adaptativa. A maioria das mutações ocorre em células em

divisão. No entanto, também podem ocorrer em células que não se dividem ou que se dividem lentamente. As mutações só ocorrem durante a seleção não letal dos microrganismos e são designadas por "mutações adaptativas". Este processo adaptativo é a única e mais importante fonte para o aparecimento de mutantes resistentes a antibióticos em condições normais. A estreptomicina causa um fenótipo hipermutável em *E. coli*, e alguns
Os antibióticos (quinolonas) podem desencadear a reação de mutação SOS e aumentar a taxa de desenvolvimento de resistência aos antibióticos (15, 16, 21).

Transferência horizontal de genes. A transferência de genes de resistência de uma bactéria para outra é conhecida como transferência horizontal de genes (6). Os mecanismos mais importantes para a transferência de genes de resistência numa bactéria são a transferência de plasmídeos, a transferência por transmissão viral e a transferência de ADN livre. Os genes podem ser transferidos de três formas: Transdução (através de bacteriófagos e integrões), conjugação (através de plasmídeos e transposões conjugativos) e transformação (através da incorporação de DNA cromossómico, plasmídeos num cromossoma). Os genes são então incorporados no cromossoma recetor por recombinação ou transposição e podem ter uma ou mais alterações na sequência genética (2, 15, 23). A maioria dos plasmídeos são ADN circular de cadeia dupla e podem variar em tamanho, desde 2-3 kb até plasmídeos que codificam até 10% do cromossoma da célula hospedeira. A transferência de genes de resistência é mais eficaz do que a mutação cromossómica (2). Os plasmídeos codificam genes que conferem resistência às principais classes de agentes antimicrobianos (cefalosporinas, fluoroquinolonas e aminoglicosídeos) (6), a metais pesados tóxicos (mercúrio, cádmio, prata) e a determinantes de virulência que ajudam uma célula a sobreviver no ambiente de doses letais de antibióticos (22, 40). Os genes MDR estão localizados numa sequência de ADN que é transferida de um plasmídeo para outro ou para os genomas, conhecidos como transposões ou "sistemas de genes saltadores" (6). Os transposões podem ser integrados em plasmídeos ou no cromossoma hospedeiro e incluem pequenos elementos denominados sequências de inserção (elementos IS), transposões e bacteriófagos transpositores. Têm sequências repetidas terminais que desempenham um papel na recombinação e reconhecem uma proteína (por exemplo, transposase ou recombinase) necessária para inserir ou remover um transposão de regiões genómicas específicas (2, 6, 40). Os transposões são transferidos por conjugação, transformação ou transdução (por exemplo, o gene mecA no MRSA) e propagam-se mais rapidamente do que os genes nos cromossomas. Os transposões conjugativos têm caraterísticas de plasmídeos e podem contribuir para a transferência de plasmídeos endógenos de um microrganismo para outro (22, 43, 45, 54). Os integrões bacterianos são sistemas de captura de genes que utilizam um mecanismo específico de c-recombinação em vez da posição Ran (6, 12). Os integrões codificam três componentes principais no segmento conservado 5': uma enzima integrase (gene *int*) que funciona como um sistema de recombinação específico para inserir ou remover uma nova cassete genética, um sítio de recombinação c específico (sítio attI) e um promotor que inicia a transcrição do gene. A maioria dos integrões de classe I tem um gene adicional *sulI* no segmento 3' conservado, que é responsável pela resistência às sulfonamidas (12, 26, 47).

Mecanismos bioquímicos de resistência Os principais mecanismos bioquímicos utilizados pelas bactérias para se defenderem são: redução da absorção, modificação e degradação enzimática, alteração das proteínas de ligação à penicilina (PBP), efluxo, alteração da orientação e sobreprodução (11, 46, 61)

Os tipos mais importantes de diferentes mecanismos bioquímicos encontrados em bactérias clinicamente importantes são descritos a seguir.

1. ***Inativação ou modificação de antibióticos:*** Existem três enzimas principais que inactivam os antibióticos: as *β-lactamases*, as enzimas modificadoras dos aminoglicosídeos e as cloranfenicol acetiltransferases (4). *Modificação dos antibióticos por hidrólise.* - As lactamases são enzimas amplamente utilizadas que são classificadas de acordo com dois sistemas de classificação principais: Ambler e Bush-Jacoby-Medeiros (2). São conhecidas cerca de 300 *β-lactamases* diferentes. As mais importantes do ponto de vista clínico são produzidas por bactérias Gram-negativas (60) e estão codificadas em cromossomas e plasmídeos. Os genes que codificam as β-lactamases são transmitidos por transposões, mas também podem ser encontrados na composição de integrões (27). *As β-lactamases* hidrolisam quase todas as *β-lactamas* com ligações éster e amida, por exemplo, penicilinas, cefalosporinas, monobactamas e carbapenemes. As serina-β-lactamases - cefalosporinases, por exemplo, a enzima AmpC - encontram-se em *Enterobacter* spp. e *P. aeruginosa* e as penicilases em *S. aureus* (2, 8, 17, 29, 53). *As metal-β-lactamases* (MBL) encontradas em *P. aeruginosa*, *K. pneumoniae*, *E. coli*, *Proteus mirabilis* (*P. mirabilis*) e *Enterobacter* spp. têm a mesma função que as *serina-β-lactamases* e são responsáveis pela resistência ao imipenem, às cefalosporinas de nova geração e às penicilinas. As MBL são resistentes aos inibidores das β-lactamases, mas sensíveis ao aztreonam (53, 56). As enzimas específicas *de* oxacilinase de hidrólise de carbapenemes (OXA) *de A. baumannii*, que têm uma baixa eficiência catalítica, juntamente com a deleção da porina e outros mecanismos de resistência aos antibióticos, podem conferir uma elevada resistência aos carbapenemes (53). *pneumoniae* carbapenamases (KPC-1) ao imipenem, meropenem, amoxicilina/clavulanato, piperacilina/tazobactam, ceftazidima,

aztreonam e ceftriaxona está associada ao gene bla não conjugativo codificado por plasmídeo (5). *As β-lactamases de espetro alargado* (ESBL) - TEM, SHV, OXA, PER, VEB-1, BES-1, GES, IBC, SFO e CTX - são principalmente codificadas em grandes plasmídeos. Podem ser transmitidas em combinação com dois plasmídeos ou por inserção de transposão. As ESBLs são resistentes às penicilinas (exceto à temocilina), à terceira geração

Oxiiminocefalosporinas (por exemplo, ceftazidima, cefotoxima, ceftriaxona), aztreonam, cefamandol, cefoperazona, mas são sensíveis às metoxicefalosporinas, por exemplo, cefamicinas e carbapenemes, cefamicinas e carbapenemes e podem ser inibidas por inibidores da *β-lactamase*, por exemplo, ácido clavulânico, sulbactam ou tazobactam (27, 31, 33, 34, 37). As estirpes produtoras de ESBL são geralmente resistentes às quinolonas, mas a sua resistência não depende de múltiplos plasmídeos de resistência, mas de mutações nos genes gyrA e parC (58). Estas estirpes encontram-se em *E. coli, K. pneumoniae* e *P. mirabilis* (32). O número de ESBLs conhecidas chega a 200 (18,42).

a. *A hidrólise dos antibióticos* pode ser efectuada por outras enzimas, por exemplo, esterases. O gene ereB *da E.* coli codifica a eritromicina esterase II, que hidrolisa um anel de lactona da eritromicina A e da oleandomicina. O gene ereB está amplamente distribuído em estirpes de Enterobacteriaceae e é responsável pela resistência à eritromicina A e à oleandomicina (37). As epoxidases de abertura do anel causam resistência das bactérias à fosfomicina (32).

b. *Inativação de antibióticos por transferência de grupo.* O grupo de enzimas que inactivam os aminoglicosídeos, o cloranfenicol, a estreptogramina, os macrólidos ou a rifampicina é designado por transferases. A inativação ocorre através da ligação de grupos adenilil, fosforil ou acetil na periferia da amolécula do antibiótico. Estas modificações são conseguidas durante o transporte através da membrana citoplasmática (co-substrato ATP, acetil-CoA, NAD+, UDP-glicose ou glutatião) (32, 40). Os aminoglicosídeos são neutralizados por enzimas específicas: Fosforiltransferases (APHs), nucleotidiltransferases ou adenililtransferases (ANTs) e acetiltransferases (AACs). Estas enzimas modificadoras de aminoglicosídeos (AMEs) reduzem a afinidade de uma molécula modificada, impedem a ligação à subunidade ribossómica 30S (51) e conferem uma resistência de espetro alargado aos aminoglicosídeos e às fluoroquinolonas (39). Os AME são detectados em estirpes *de S. aureus, Enterococcus*

faecalis (*E. faecalis*) e *S*. pneumoniae. Pensa-se que evoluíram a partir de actinomicetas (*Streptomyces* spp. e *Micromonospora* spp.) que produzem AMEs. A maioria dos AMEs é transmitida por transposões (37). As bactérias Gram-positivas e Gram-negativas e algumas estirpes de *H*. influenzae são resistentes ao cloranfenicol e possuem uma enzima, a cloranfenicol transacetilase, que acetila os grupos hidroxilo do cloranfenicol. Modificado
O cloranfenicol é capaz de se ligar a uma subunidade ribossómica 50S (54).

c. *Inativação de antibióticos através de processos redox.* As reacções de oxidação e redução são utilizadas pelas bactérias patogénicas como um mecanismo de resistência aos antibióticos. *O Streptomyces virginiae* produz o antibiótico do tipo A virginiamicina M1 e protege-se do seu próprio antibiótico substituindo um grupo cetona na posição 16 por um resíduo de álcool (23, 32).

2. **Alteração da molécula alvo**: A interação entre um antibiótico e uma molécula alvo é muito específica, pelo que mesmo pequenas alterações numa molécula alvo podem influenciar a ligação do antibiótico a um alvo. Por vezes, na presença de uma alteração numa molécula alvo, são necessárias outras alterações na célula para compensar uma molécula alvo alterada (32).

a. *Alteração da estrutura do peptidoglicano:* Inibição da síntese da parede celular por *β-lactâmicos*, por exemplo, penicilinas, cefalosporinas, carbapenemes, monobactâmicos e glicopeptídeos, por exemplo, vancomicina e teicoplanina. A presença de mutações nas PBP conduz a uma afinidade reduzida pelos antibióticos β-lactâmicos. Conduz à resistência de *E. faecium* à ampicilina e *de S. pneumoniae* à penicilina. A resistência de *S. aureus* à meticilina e à oxacilina está associada à integração de um elemento genético móvel - "staphylococcal cassette chromosome mec" (*SCCmec*) - no cromossoma de *S. aureus*, que contém o gene de resistência mecA. O gene mecA codifica a proteína PBP2a, uma nova proteína de ligação à penicilina necessária para modificar uma PBP estafilocócica nativa (2, 32). A PBP2a apresenta uma elevada resistência aos antibióticos β-lactâmicos (não se liga aos *β-lactâmicos*) e assegura a síntese da parede celular em concentrações letais de β-lactâmicos (23, 30). As estirpes de *S*. aureus resistentes à meticilina podem apresentar uma resistência cruzada a todos os antibióticos β-lactâmicos, à estreptomicina e à tetraciclina e, em alguns casos, à eritromicina

(20). Quando as lesões estão presentes nas proteínas da membrana, é possível a resistência cruzada entre os antibióticos β-lactâmicos e as fluoroquinolonas (38). A síntese da parede celular em bactérias Gram-positivas pode ser inibida por glicopeptídeos, por exemplo, vancomicina ou teicoplanina, através da ligação a resíduos de acil-D-alanil-D-alanina (acil-D-Ala-D-Ala) de precursores de peptidoglicanos. A resistência aos glicopeptídeos pode ser congénita (resistência do tipo VanC) ou adquirida (20, 32). As estirpes *de E.* faecium e *E.* faecalis têm um elevado nível de resistência
à vancomicina e à teicoplanina (resistência de tipo VanA). A resistência do tipo VanA aos glicopeptídeos é transferida de *E. faecalis* para *E. faecalis*, *S. pyogenes*, *S. sanguis* e *Listeria monocytogenes* (*L. monocytogenes*) por conjugação. As estirpes *de E.* faecium e *E.* faecalis que apresentam resistência *do tipo VanB* são resistentes à vancomicina se a sua concentração inibitória mínima (CIM) se situar entre 4 e 1024 µg/ml e são sensíveis à teicoplanina. *O Enterococcus gallinarum, o Enterococcus casseliflavus* e *o Enterococcus flavescens* têm uma baixa resistência inata à vancomicina e são sensíveis à teicoplanina (resistência *do tipo VanC*). Este tipo de resistência depende de um gene cromossómico (10, 43, 54). Os *β-lactâmicos* (piperacilina, ceftazidima, imipenem, meropenem e aztreonam) inibem as transpeptidases formadoras de peptidoglicano localizadas no exterior da membrana citoplasmática, enquanto as polimixinas (colomicina, colistina) se ligam aos fosfolípidos (29)

b. *Interferência na síntese proteica*: Certos antibióticos (aminoglicosídeos, tetraciclinas, macrólidos, cloranfenicol, ácido fusídico, mupirocina, estreptogramina e oxazolidinonas) podem interferir na síntese proteica nas suas diferentes fases; por exemplo, as rifamicinas modificam um alvo específico durante a transcrição através da RNA polimerase (59). Os aminoglicosídeos (gentamicina, tobramicina, amicacina) ligam-se à subunidade 30S do ribossoma (29), enquanto o cloranfenicol se liga à subunidade 50S do ribossoma e suprime a síntese proteica (52). Os macrólidos, as lincosamidas e a estreptogramina B (antibióticos MLS) bloqueiam a síntese proteica nas bactérias Gram-negativas, ligando-se à subunidade ribossómica 50S. A subunidade 50S sofre então uma modificação pós-transcricional (metilação).

c. *Perturbação da síntese do ADN*: Os antibióticos da classe das fluoroquinolonas actuam através da inibição das enzimas girase (topoisomerase). O mecanismo de resistência é uma alteração de duas enzimas: a DNA girase (também conhecida como topoisomerase II) (genes *gyrA* e *gyrB*) (28) e a topoisomerase IV (*parC* e *parE*). As mutações nos genes *gyrA* e *parC* conduzem à falha da replicação e as quinolonas/fluoroquinolonas deixam de se poder ligar. A mutação mais comum na *gyrA de E. coli* conduz a uma menor afinidade do fármaco para o complexo de ADN modificado e a CIM é mais elevada (38, 57, as quinolonas (ciprofloxacina) ligam-se à subunidade A da DNA girase (17).

A resistência às quinolonas está normalmente associada a mutações cromossómicas, mas também foi comunicada resistência às quinolonas mediada por plasmídeos e por mutações pontuais (nos genes *gyrA* e *parC*).

3. ***Bombas de efluxo e permeabilidade da membrana externa***: As proteínas da membrana que exportam os antibióticos da célula e mantêm as suas concentrações intracelulares baixas são designadas por bombas de efluxo. Uma permeabilidade reduzida da membrana externa (OM) leva a uma absorção reduzida de antibióticos (32).

a. Bombas de efluxo: Na análise da resistência aos antibióticos, a identificação e caraterização das bombas de efluxo é um dos problemas mais actuais. Os sistemas de efluxo de componente único transportam os seus substratos através da membrana citoplasmática. As bombas multicomponentes, que se encontram nas bactérias Gram-negativas, transferem os substratos através do invólucro celular juntamente com um componente da proteína de síntese da membrana periplasmática (MFP) e um componente da proteína OM (OMP) (2, 15, 22, 59). Os antibióticos de todas as classes, com exceção das polimixinas, são susceptíveis à ativação de sistemas de efluxo (29). As bombas de efluxo podem ser específicas para os antibióticos. A maior parte delas são transportadores de múltiplos fármacos capazes de bombear um amplo espetro de antibióticos não relacionados - macrólidos, tetraciclinas, fluoroquinolonas - e, por conseguinte, contribuem significativamente para a MDR (32).

b. Alterações na permeabilidade da membrana externa (MO): A MO das bactérias Gram-negativas contém uma camada interna com fosfolípidos e uma camada externa com lípido A. Esta composição da MO reduz a absorção de fármacos numa célula e a transferência através da MO (por proteínas porinas, por exemplo, OmpF em *E. coli* e OprD em *P. aeruginosa*). As moléculas de fármacos podem entrar numa célula pelos seguintes mecanismos:

(i) difusão através de porinas, (ii) difusão através da bicamada e (iii) por absorção auto-organizada. O modo de absorção depende da composição química da molécula do fármaco (15). A resistência adquirida a todas as classes de antibióticos na *P. aeruginosa* deve-se à baixa permeabilidade da OM. As pequenas moléculas hidrofílicas (β-lactâmicos e quinolonas) só podem passar a MO através de porinas. Os aminoglicosídeos e a colistina não conseguem entrar na célula através das porinas; por conseguinte, a absorção pela célula é iniciada pela ligação aos lipopolissacáridos no exterior da MO (29). A resistência adquirida é caraterística de uma elevada resistência
contra quase todos os aminoglicosídeos (especialmente tobramicina, netilmicina e gentamicina).

4. ***Contornar a inibição dos antibióticos:*** O quarto mecanismo de resistência bacteriana aos antibióticos é específico c. As bactérias produzem um alvo alternativo (normalmente uma enzima) que é resistente à inibição por um antibiótico (por exemplo, o MRSA produz uma PBP alternativa). Ao mesmo tempo, as bactérias também produzem um alvo nativo que é sensível aos antibióticos. Um alvo alternativo permite que a bactéria sobreviva, assumindo o papel de uma proteína nativa. A resistência ao trimetoprim e às sulfonamidas é causada por uma sensibilidade e afinidade reduzidas das enzimas alteradas dihidropteroato sintetase (DHPS) e dihidropteroato redutase (DHFR) ao trimetoprim e às sulfonamidas (60).

Referências:

1. Abraham EP, Chain E. Uma enzima de bactérias capaz de destruir a penicilina. 1940. Rev Infect Dis 1988; 10: 677-78.

2. Alekshun MN, Levy SB. Mecanismos moleculares de resistência antibacteriana a múltiplos fármacos. Cell 2007;128:1037-50.

3. Ammerlaan HS, Harbarth S, Buiting AG, et al. Tendências seculares nas infecções nosocomiais da corrente sanguínea: as bactérias resistentes aos antibióticos aumentam o peso total da infeção. *Clin Infect Dis* 2013;**56:** 798-805.

4. Atacar o inimigo: Antimicrobials and chemotherapy. Em: Mims C, Dockrell HM, Goering RV, Roitt I, Wakelin D, Zuckerman M, editores. Medical Microbiology. Elsevier Mosby; 2004. pp. 473-507.

5. Babic M, Hujer AM, Bonomo RA. O que há de novo na resistência aos antibióticos? Foco nas beta-lactamases. J Drup 2006;9:142-56.

6. Bennett PM. Plasmid-encoded antibiotic resistance: acquisition and transmission of antibiotic resistance genes in bacteria. Br J Pharmacol 2008;153:347-57.

7. Bonnet R. Grupo crescente de β-lactamases de espetro alargado: as enzimas CTX-M. Antimicrob Agents Chemother2004;48(1):1-14.

8. Bush K, Jacoby GA, Medeiros A. Um esquema de classificação funcional para beta-lactamases e a sua correlação com a estrutura molecular. Antimicrob Agents Chemother 1995;39(8):1211-33.

9. Centros de Controlo e Prevenção de Doenças (CDC). Sinais vitais: Enterobacteriaceae resistentes aos carbapenemes. *MMWR Morb Mortal Wkly Rep* 2013; **62:** 165-70.

10. Chang S, Sievert DM, Hageman JC, Boulton ML, Tenover FC, Downes FP, et al. Infeção com Staphylococcus aureus resistente à vancomicina contendo o gene de resistência vanA. N Engl J Med 2003;348(14):1342-7.

11. Chen CM, Huang M, Chen HF, Ke SC, Li CR, Wang JH, Wu LT. Resistência ao ácido fusídico em isolados clínicos de Staphylococcus aureus resistente à meticilina num hospital de Taiwan. BMC Microbiology 2011;11:98.

12. Daikos GL, Kosmidis C, Tassios PT, Petrikkos G, Vasilakopoulou A, Psychogiou M, et al. Enterobacteriaceae bloodstream infections: presence of integrons, risk factors, and outcome. Antimicrob Agents Chemother 2007;51(7):2366-72.

13. Davies J, Davies D. Origens e evolução da resistência aos antibióticos. *Microbiol Mol Biol Rev* 2010; **74:** 417-33.

14. De Kracker MEA, Davey PG, Grundmann H. Grupo de Estudo BURDEN. Mortalidade e hospitalização associadas a bacteriemia por Staphylococcus aureus e Escherichia coli resistentes: Estimating the burden of antimicrobial resistance in Europe.PLoS Medicine 2011;8:e1001104.].

15. Džidic S, Šuškovic J, Kos B. Mecanismos de resistência aos antibióticos em bactérias: aspectos bioquímicos e genéticos. Food Technol Biotechnol 2008;46:11-21.

16. Erill I, Campoy S, Mazon G, Barbé J. Dispersão e regulação de uma cassete de mutagénese adaptativa no domínio das bactérias. Nucleic Acids Res 2006;34:66-77.

17. Garau G, Garcia-Saez I, Bebrone C, Anne C, Mercuri P, Galleni M, et al. Atualização do esquema de numeração padrão para as

β-lactamases de classe B. Antimicrob Agents Chemother 2004;48(7):2347-9.

18. Govinden U, Mocktar C, Moodley P, Sturm AW, Essack SY. Evolução geográfica da CTX-M β-lactamase: uma atualização. Afr J Biotechnol 2007;6:831-9.

19. Grave K, Greko C, Kvaale MK, Torren-Edo J, Mackay D, Muller A, et al. Vendas de medicamentos veterinários antibacterianos em nove países europeus.
países no período de 2005-09: tendências e padrões. Journal of Antimicrobial Chemotherapy 2012;67:3001-8.

20. Grudmann H, Aires-de-Sousa M, Boyce J, Tiemersma E. Emergence and resurgence of meticillin-resistant Staphylococcus aureus as a public-health threat. Lancet 2006; 368:874-85.

21. Guerin E, Cambray G, Sanchez-Alberola N, Campoy S, Erill I, Da Re S, et al. The SOS response controls integron recombination. Scienc e 2009;324:1034-7.

22. Hawkey P. Molecular epidemiology of clinically important antibiotic resistance genes (Epidemiologia molecular de genes de resistência a antibióticos clinicamente importantes). Br J Pharmacol 2008;153:406-13.

23. Hawkey PM. As origens e a base molecular da resistência aos antibióticos. BMJ 1998;317:657-60.

24. Holden MT, Hsu LY, Kurt K, et al. Um retrato genómico do surgimento, evolução e propagação global de uma pandemia *de Staphylococcus aureus* resistente à meticilina. *Genome Res* 2013; **23:** 653-64.

25. Holmes KK, Johnson DW, Floyd TM. Estudos sobre doenças venéreas. I. Combinação de probenecide-procaína-penicilina G e cloridrato de tetraciclina no tratamento da gonorreia "resistente à penicilina" nos homens. JAMA 1967; 202: 461-73.

26. Hooper DC. Minimizar a resistência potencial: a visão molecular - um comentário sobre Courvalin e Trieu-Cuot. Clin Infect Dis 2001;33(Suppl 3):S157-60.

27. Jacoby GA, Munoz-Price LS. As novas β-lactamases. N Engl J Med 2005;352:380-91.

28. Kim Y-K, Cha C-J, Cerniglia CE. Purificação e caraterização de uma eritromicina esterase de uma Pseudomonas sp. resistente à eritromicina. FEMS Microbiol Lett 2002;210:239-44.

29. Lambert PA. Mechanisms of antibiotic resistance in Pseudomonas aeruginosa (Mecanismos de resistência aos antibióticos em Pseudomonas aeruginosa). J R Soc Med 2002;95 Suppl 41:22-6.

30. Lencastre H, Oliveira D, Tomasz A. Antibiotic-resistant Staphylococcus aureus: a paradigm of adaptive power. Curr Opin Microbiol 2007;10:428-35.

31. Livermore DM, Woodford N. The β-lactamase threat in Enterobacteriaceae, Pseudomonas and Acinetobacter. Trends Microbiol 2006;14(9):413-20.

32. Livermore DM. Terá chegado a era das infecções não tratáveis? Journal of Antimicrobial Chemotherapy 2009;64 (Suppl. 1) :i29-36.

33. Livermore DM. β-Lactamases in laboratory and clinical resistance. Clin Microbiol Rev 1995;8(4):557-84.

34. Ma L, Chang FY, Fung CP, Chen TL, Lin JC, Lu PL, et al. Variedade de β-lactamases do tipo TEM, SHV e CTX-M presentes em isolados clínicos recentes de Escherichia coli, Klebsiella pneumonia e Enterobacter cloacae de Taiwan. Micriob Drug Resist 2005;11:1:31-9.

35. Magiorakos AP, Srinivasan A, Carey RB, Carmeli Y, Falagas ME, Giske CG, et al.Multidrug-resistant, extensively drug-resistant and pandrogen-resistant bacteria: an international expert proposal for provisional standard definitions of acquired resistance. Clinical Microbiology and Infection 2011;18:268-81].

36. Martínez JL, Baquero F. Interações entre estratégias associadas à infeção bacteriana: patogenicidade, epidemicidade e resistência aos antibióticos. Clin Microbiol Rev 2002;15(4):647-79.

37. Martínez JL, Baquero F. Mutation frequencies and antibiotic resistance (Frequências de mutação e resistência aos antibióticos). Antimicrob Agents Chemother 2000;44(7):1771-7.

38. Martinez-Martinez L, Garcia I, Ballesta S, Benedi VJ, Hernandez-Alles S, Pascual A. Acumulação de fluoroquinolonas dependente da energia em estirpes de Klebsiella pneumoniae resistentes à quinolona. Antimicrob Agents Chemother 1998; 42(7):1850-2.

39. Maurice F, Broutin I, Podglajen I, Benas P, Collatz E, Dardel F. Enzyme structural plasticity and the emergence of broad-spectrum antibiotic resistance. EMBO Rep 2008;9(4):344-9.

40. Mayer KH, Opal SM, Edeiros AA. Mechanisms of antibiotic resistance (Mecanismos de resistência aos antibióticos). In: Mandell GL, Bennett JE, Dolin R, editores. Basic Principles of the Diagnosis and Treatment of Infectious Diseases (Princípios Básicos de Diagnóstico e Tratamento de Doenças Infecciosas). Churchill Livingstone: An Imprint of Elsevier; 1995. p. 212-25.

41. Nordmann P, Naas T, Poirel L. Global spread of carbapenemase-producing Enterobacteriaceae. *Emerg Infect Dis* 2011;

17: 1791-98.

42. Paterson DL, Bonomo RA. Mases β-lacta de espetro alargado: uma atualização clínica. Clin Microbiol Rev 2005;18(4):657-86.

43. Raghunath D. Emerging antibiotic resistance in bacteria with special reference to India (Resistência emergente aos antibióticos em bactérias com especial referência à Índia). J Biosci 2008;33(4):593-603.

44. Rasnake MS, Conger NG, McAllister K, Holmes KK, Tramont EC.History of U.S. military contributions to the study of sexually transmitted diseases. *Mil Med* 2005; **170** (suppl): 61-65.

45. Rice LB, Sahm D, Binomo RA. Mechanisms of resistance to antibacterial agents (Mecanismos de resistência a agentes antibacterianos). In: Murray PR, Baron EJ, Jorgensen JH, Phaller MA, Yolken RH, editores. Handbook of Clinical Microbiology (Manual de Microbiologia Clínica). Washington: ASM Press; 2003. p. 1074-101, 6-8.

46. Rice LB, Sahm D, Binomo RA. Mechanisms of resistance to antibacterial agents (Mecanismos de resistência a agentes antibacterianos). In: Murray PR, Baron EJ, Jorgensen JH, Phaller MA, Yolken RH, editores. Handbook of Clinical Microbiology (Manual de Microbiologia Clínica). Washington: ASM Press; 2003. p. 1074-101.

47. Roe TM, Pillai SD. Monitorização e identificação de mecanismos de resistência a antibióticos em bactérias. Poult Sci 2003;82:622-6.

48. Rolain JM, Canton R, Cornaglia G. Emergência da resistência aos antibióticos: necessidade de um novo paradigma. Microbiologia Clínica e Infeção 2012;18:615-6.

49. Ruiz J, Pons MJ, Gomes C. Mecanismos transferíveis de resistência às quinolonas. Int J Antimicrob Agents 2012; 40: 196-203.

50. °Stenhem M,O" rtqvistA , Ringberg H, Larsson L, Olsson-Liljequist B, Hæggman S, et al. Imported methicillin-resistant Staphylococcus aureus, Suécia. Emerging Infectious Diseases 2010;16:189-96.

51. Strateva T, Yordanov D. Pseudomonas aeruginosa - um fenómeno de resistência bacteriana. J Med Microbiol 2009;58:1133-48.

52. Tenover FC. Mechanisms of antimicrobial resistance in bacteria (Mecanismos de resistência antimicrobiana em bactérias). Am J Med 2006; 119:S3-10.

53. Thomson JM, Bonomo R. The threat of antibiotic resistance in Gram-negative pathogenic bacteria: p-lactams in peril! Curr Opinion Microbiol 2005;8:518-24.

54. Tolmasky ME. Resistência bacteriana a aminoglicosídeos e

beta-lactâmicos: o paradigma do transposão Tn1331. Front Biosci2000;5:D20-9.

55. Vaiciuvenas V. Antimikrobinio gydymo mikrobiologija.(Anti microbial microbiology.) In:Lasinskaite-Cerkasina A,Pavilonis A, Vaiciuvenas V, editors. Medicinos mikrobiologijair virusologijos pagrindai. (Fundamentos de microbiologia médica e virologia.) Kaunas: Vitae Litera; 2005. p. 287-335.

56. Vatopoulos A. High rates of metallo-beta-lactamase-producing Klebsiella pneumoniae in Greece - a review of current evidence. Euro Surveill 2008;13(4):1-6.

57. Vester B, Long K S. Antibiotic resistance in bacteria caused by modified nucleosides in 23S ribosomal RNA. In: Grosjean H, editor. DNA and RNA Modification Enzymes: Structure, Mechanism, Function and Evolution. Austin: Landes Bioscience; 2009.

58. Vitkauskiene A, Dudzevicius V, Ryskus L, AdukauskieneD, Sakalauskas R. *Klebsiella pneumoniae*, gaminanciq plataus spectro veikimo beta laktamazes, isskyrimo is bronchq sekreto daznis ir atsparumas antibiotikams. (A frequência de isolamento de Klebsiella pneumoniae produtora de beta-lactamases de espetro alargado e a resistência aos antibióticos). Medicina (Kaunas) 2006;42(4):288-93.

59. Walsh C. Molecular mechanisms causing resistance to antibacterial drugs. Nature 2000;46:775-81.

60. Wickens H, Wade P. Understanding antibiotic resistance (Compreender a resistência aos antibióticos). Pharm J 2005;274:501-4.

61. Wright GD. Resistência bacteriana aos antibióticos: Enzymatic degradation and modification. Adv Drug Delivery Rev 2005;57(10):1451-70.

Capítulo 6: O desenvolvimento da flora intestinal humana e o seu papel na saúde e na doença

Pasteur postulou sabiamente que a nossa saúde está ligada à nossa flora autóctone (91). Imediatamente após o nascimento estéril, os mamíferos são introduzidos num processo organizado e vitalício de colonização por organismos estranhos. Ao longo dos éons da evolução, algumas associações entre bactérias e hospedeiros evoluíram para relações prósperas que criam ambientes diversos. Não há melhor exemplo na biologia do que o espantoso número de bactérias alojadas no trato gastrointestinal inferior dos mamíferos (45). [12]Na idade adulta jovem, os seres humanos e outros mamíferos albergam aproximadamente 10 bactérias viáveis por grama de conteúdo do cólon, consistindo em 500-1000 espécies microbianas, ultrapassando as células hospedeiras por um fator de 100 (42). A extensão desta interação entre as bactérias comensais e os mamíferos deve previsivelmente exercer influências fundamentais sobre a fisiologia de ambos. Talvez a caraterística mais impressionante desta relação seja o facto de o hospedeiro não só tolerar a colonização por microrganismos comensais, como também necessitar dela para o seu próprio desenvolvimento e saúde.

O microbioma é constituído por 500 a 1000 espécies bacterianas com dois a quatro milhões de genes e contém cerca de 100 vezes mais genes do que o genoma humano, estimando-se que as 1013 células bacterianas do intestino excedam dez vezes o número total de células humanas (44). Pelo menos metade destes organismos não pode ser cultivada, mas ninguém duvida da importância destes micróbios esquivos. Nesta vasta comunidade de bactérias intestinais, os anaeróbios ultrapassam os aeróbios numa proporção estimada de 100-1000 anaeróbios para um aeróbio. Os mecanismos responsáveis pela composição da flora intestinal e a forma como esta é constituída são apenas incompletamente conhecidos. O que é claro, no entanto, é que os seres humanos são colonizados desde o nascimento com aeróbios facultativos, incluindo Streptococcus e Escherichia coli, mas que na altura crítica do desmame ocorre uma mudança dramática na flora, com os anaeróbios obrigatórios, particularmente as espécies de Bacteroides, a ganharem vantagem (43). Os Bacteroides intestinais consistem em pelo menos quatro espécies-chave, B. thetaiotaomicron, B. vulgatus, B. distasonis e B. fragilis, e representam aproximadamente 30% da flora intestinal total, sugerindo que estes organismos são provavelmente os anaeróbios mais importantes na saúde e na doença (82).

Destas espécies, duas dominam a literatura e os estudos médicos: B. fragilis e B. thetaiotaomicron. O B. fragilis não só faz parte da flora intestinal normal da maioria das pessoas, como também é o principal agente patogénico anaeróbio nos seres humanos (78, 82). A B. fragilis mostra uma capacidade impressionante de regular a sua

estruturas de superfície por inversões de ADN que permitem a visualização de até nove variantes diferentes de cápsulas polissacáridas, bem como de licoproteínas contendo L-fucose que fazem lembrar as proteínas do hospedeiro (18, 54). Além disso, a decoração de B. fragilis com moléculas fucosiladas confere uma vantagem de sobrevivência in vivo (24).

O elevado grau de variabilidade antigénica e a presença de antigénios na superfície que se assemelham às células epiteliais intestinais do hospedeiro podem permitir um grau de "tolerância" para B. fragilis que lhes permite aderir firmemente à superfície da mucosa (73). Em contraste, o B. thetaiotaomicron não possui moléculas de adesão e está localizado no lúmen intestinal, onde parece ajudar na digestão de polissacáridos (ver abaixo) (6).

Com mais de 100 triliões de micróbios, dez vezes mais do que o número de células humanas, incluindo pelo menos 1000 espécies diferentes de bactérias, em constante interação entre si e com o seu hospedeiro, o intestino evoluiu para se tornar o nosso órgão imunitário mais importante. Estima-se que o microbioma codificado pelos micróbios (o conjunto coletivo de genes de todos os micróbios colonizadores) contenha 8 milhões de genes, ou seja, 150 vezes mais genes únicos do que os codificados no genoma humano. Por conseguinte, é confiada ao nosso sistema imunitário a tarefa crucial de diferenciar os micróbios benéficos dos patogénicos (20). Tendo em conta este papel importante, que permite também a absorção de grandes quantidades de alimentos, não é surpreendente que o intestino albergue mais de 70% de células imunocompetentes.

O desenvolvimento do microbiota fecal dos recém-nascidos tem sido estudado utilizando técnicas dependentes de cultura desde a década de 1950. Uma parte considerável do cosmos microbiano do nosso corpo é constituída por bactérias que não podem ser cultivadas com os métodos microbiológicos actuais. No entanto, os recentes avanços tecnológicos e o crescente interesse pelo ecossistema intestinal humano conduziram a um aumento dos progressos neste domínio. Nos últimos anos, foram introduzidas várias inovações tecnológicas importantes que permitem conhecer melhor a composição e a funcionalidade do microbiota intestinal humano, complementando a microbiologia clássica. Graças à sua capacidade de identificar um grande número de espécies que não podem ser cultivadas, permitiram uma avaliação mais completa e rápida do ecossistema gastrointestinal e a abordagem ao estudo do microbiota humano tornou-se multidimensional. Embora tenham sido descritas até agora mais de 50 famílias bacterianas principais (filos), o microbiota intestinal humano é dominado por apenas duas delas: os Bacteroidetes e os Firmicutes, enquanto as Proteobacteria, Actinobacteria, Fusobacteria, Cyanobacteria e Verrucomicrobia estão representadas apenas em pequena escala.

A abordagem multiómica integrativa, definida como o estudo de grupos inter-relacionados de moléculas biológicas de uma forma abrangente, fornece uma imagem global da estrutura da comunidade microbiana e do estado metabólico do ecossistema intestinal, o que é da maior importância para estabelecer correlações com a fisiologia do hospedeiro. A abordagem multiómica inclui dados de genómica (ou seja, genotipagem em grande escala de nucleótidos individuais), transcriptómica (ou seja, medição de todos os níveis de expressão genética), proteómica (ou seja, identificação de todas as proteínas presentes numa célula) e metabolómica (ou seja, identificação e quantificação de todos os metabolitos) de bactérias, células hospedeiras e conteúdos intestinais. Através das tecnologias ómicas, podemos obter novos conhecimentos importantes sobre a forma como os acontecimentos do início da vida, como o tipo de nascimento, o tipo de alimentação ou os antecedentes genéticos, podem influenciar os padrões de colonização (102). A abordagem metabolómica, em que um grande número de metabolitos de pequenas moléculas pode ser determinado numa amostra biológica, oferece uma forma promissora de "impressão digital" do estado funcional do microbiota e uma estratégia poderosa para elucidar os mecanismos moleculares envolvidos nas interações microbianas no complexo ecossistema do intestino (100). Uma vez que as amostras fecais contêm metabolitos humanos endógenos, metabolitos do microbiota intestinal e outros compostos, a utilização de tecnologias ómicas abre a possibilidade de utilizar a metabolómica fecal para investigar as funções do microbiota intestinal no contexto da saúde humana. As alterações no perfil metabolómico das fezes reflectem, entre outras coisas, alterações quantitativas e qualitativas no microbiota intestinal. Um número crescente de estudos demonstrou que o perfil metabolómico fecal utilizando a espetroscopia de ressonância magnética nuclear de alta resolução pode revelar metabolitos essenciais para distinguir entre grupos de comparação.

A análise comparativa de microbiomas intestinais humanos individuais mostrou que existe um microbiota diferente em bebés e adultos. O microbiota fecal é normalmente utilizado como um reflexo da composição bacteriana do intestino. O perfil do metaboloma fecal pode fornecer informações que indicam a presença de um determinado padrão de colonização neonatal, que é marcadamente influenciado por vários factores pós-natais, como o modo de parto (vaginal versus cesariana) e a dieta do bebé (leite materno versus fórmula). Os resultados dos estudos metagenómicos forneceram a base para intervenções dietéticas destinadas a compensar os desvios do microbiota. A metagenómica fecal pode investigar o impacto de novas estratégias terapêuticas para otimizar o ecossistema microbiano através de biomoduladores da microbiota intestinal, tais como probióticos, prebióticos, simbióticos ou pós-bióticos (102).

No entanto, o valor clínico potencial desses biomarcadores para a avaliação precoce de perturbações na colonização microbiana do bebé continua a ser uma tarefa complexa. A compreensão da influência das comunidades microbianas durante a colonização é complicada por vários factores:

a complexidade da avaliação de um microbiota intestinal "saudável", o conhecimento da sua composição em condições de eubiose ou de disbiose e a dificuldade de obter uma visão global das interações entre micróbios e micróbios, bem como entre micróbios e hospedeiros (102).

Estudos recentes levaram a uma melhor compreensão de como a composição da microbiota de uma pessoa muda durante o desenvolvimento, particularmente no primeiro ano de vida. A colonização bacteriana do intestino do bebé ocorre em diferentes fases, começando no nascimento, seguida da introdução da alimentação oral e do desmame (104). No final do primeiro ano de vida, o ecossistema microbiano de cada bebé aproxima-se geralmente de um perfil caraterístico do trato gastrointestinal do adulto (71). No entanto, independentemente da composição da microbiota madura, os colonizadores bacterianos podem ter efeitos significativos e duradouros na resposta imunitária.

O padrão de colonização do recém-nascido é marcadamente influenciado por vários factores ambientais pós-natais, tais como o modo (vaginal vs. cesariana) e o local (parto domiciliário vs. parto hospitalar) do parto, a colonização materna (parental), o número de irmãos, a alimentação do bebé e o uso de antibióticos, que podem contribuir para desvios na fisiologia normal ou predisposição para a doença (76). A primeira e mais importante fase da colonização normal ocorre quando o neonato atravessa o canal de parto e ingere um bolo saudável de microrganismos vaginais e colónicos maternos. Embora a maior parte da literatura assuma que o trato gastrointestinal de um feto normal é estéril (o paradigma do "útero estéril"), estudos recentes sugerem que a transferência do microbioma materno para a descendência começa durante a gravidez, formando uma microbiota pioneira (69). O aleitamento materno é crucial para a colonização precoce do intestino do recém-nascido e para o desenvolvimento da função imunoprotectora da mucosa. Em bebés amamentados por via vaginal, o microbiota intestinal não só é colonizado e moldado por espécies bacterianas maternas, como a sua composição também pode ser moldada pelo pool materno de imunoglobulina serica (slg) A, que por sua vez é influenciada pelo microbiota materno. Além disso, o colostro e o leite humanos, tradicionalmente considerados estéreis, fornecem um suprimento contínuo de comensais simbióticos para o intestino do bebé (22). O colostro e o leite humanos contêm aproximadamente 200 oligossacáridos diferentes (HMOs) que diferem em estrutura, tamanho e sequência e que se pensa fornecerem um substrato para a produção de ácidos gordos de cadeia curta que conduzem à proliferação de microrganismos saudáveis.

promover géneros bacterianos como Bifidobacteria e Lactobacillus (efeito prebiótico) (114). Assim, o tipo de alimentação (aleitamento materno vs. alimentação com fórmula) é um fator chave na determinação das comunidades de bifidobactérias após o nascimento e durante a primeira infância em bebés amamentados exclusivamente e nascidos de parto natural (62). Um dos mecanismos propostos através do qual as bifidobactérias medeiam alguns benefícios para a saúde é a produção de exopolissacárido (EPS), uma camada de polissacárido no exterior do invólucro celular que é crítica para a sobrevivência celular in vivo (32). Dados recentes atribuem ao EPS um papel central na regulação de vários aspectos da interação entre as bifidobactérias e os hospedeiros (imunomodulador), incluindo a capacidade de as bactérias indígenas permanecerem imunologicamente discretas (facilitador da evasão imunitária) e, por sua vez, proporcionarem proteção contra os agentes patogénicos. As diferenças na capacidade metabólica entre diferentes estirpes comensais no habitat intestinal podem estar associadas a diferentes respostas ao epitélio colónico do hospedeiro.

A dieta desempenha um papel mais importante na formação do microbiota intestinal do que outras variáveis possíveis. Tradicionalmente, pensava-se que o intestino dos bebés amamentados era dominado por bifidobactérias, mas estudos recentes que utilizaram técnicas de 16S rDNA de elevado rendimento mostraram que as proteobactérias dominam o microbiota intestinal dos bebés (31). No entanto, os bebés amamentados têm um microbiota fecal que contém mais do dobro de bifidobactérias do que os bebés amamentados. Das bifidobactérias, B. breve, B. bifidum, B. longum e B. adolescentis foram isoladas tanto de bebés alimentados com fórmulas como de bebés amamentados, enquanto B. infantis é típica de bebés amamentados e B. fragilis de bebés alimentados com fórmulas (77). Além disso, foi demonstrado que os bebés alimentados com biberão têm uma população menos estável e uniforme em comparação com os bebés amamentados (10) e têm menos micróbios benéficos, como Bifidobacteria e Lactobacilli spp. e níveis mais elevados de patogénicos (microrganismos causadores de doenças), como Enterobacteriaceae, do que os bebés amamentados (58). O maior número e frequência de Clostridia em bebés alimentados com fórmulas está associado a uma predominância de C. perfringens, C. paraputrificum, C. clostridiiforme e C. tertium, enquanto a espécie mais comum em bebés amamentados é normalmente C. difficile.

As bactérias comensais ou microbiota que colonizam o intestino desempenham várias funções: Desempenham um papel crucial na decomposição de polissacáridos complexos indigestos de plantas, sintetizam nutrientes importantes como a vitamina K e formam uma importante camada de defesa contra a invasão de microrganismos patogénicos. É interessante notar que o microbiota intestinal influencia o estado imunitário e/ou inflamatório do hospedeiro através da modulação da flora intestinal.
função de barreira e influenciando o desenvolvimento da resposta imunitária. Foram identificadas várias estruturas microbianas no intestino que desempenham um papel importante nas funções de barreira. A proteína

secretada p40 do Lactobacilli LGG aumenta a apoptose mediada por citocinas e a rutura da barreira epitelial intestinal (111), e a flagelina da Escherichia coli Nissle está associada à indução da b-defensina 2 nas células epiteliais (85). Foi demonstrado que o microbiota intestinal controla a maturação do sistema imunitário do hospedeiro (68), desempenha um papel fundamental na indução da imunoglobulina (lg) A (49, 95) e dos centros germinais (9) e controla o desenvolvimento de células Th1, Th17 e células T reguladoras (Treg) no intestino (4, 35, 47). Na maioria das pessoas, a indução mediada por comensais destes diferentes componentes da resposta imunitária é benéfica para a saúde do hospedeiro. No entanto, a composição da microbiota intestinal pode afetar diferentes populações de células imunitárias de forma diferente e pode ser prejudicial para os hospedeiros susceptíveis a doenças auto-imunes/inflamatórias. Por exemplo, a presença de bactérias filamentosas segmentadas (SFB) tem sido associada a uma forte resposta Th17 e ao desenvolvimento de doenças mediadas por Th17 (58, 92, 109).

As bactérias do cólon são capazes de "treinar" células T reguladoras tímicas e periféricas. Um estudo que utilizou ratinhos portadores de células T transgénicas que exprimem um repertório TCR limitado mas diversificado (ou seja, que exprimem receptores de células T (TCR) b idênticos) demonstrou que o repertório TCR das Tregs do cólon é único (ou seja, não é expresso pelas Tregs derivadas do timo) e responde a isolados bacterianos, o que sugere que o encontro com as Tregs comensais do intestino é um fator de risco. não é expresso por Tregs derivadas do timo) e responde a isolados bacterianos, sugerindo que o encontro com bactérias intestinais comensais induz a formação periférica de Tregs do cólon e, por conseguinte, a tolerância à microbiota intestinal (56). [Em contrapartida, um estudo mais recente, também utilizando ratinhos transgénicos que expressam um repertório TCR limitado mas diversificado (ou seja, ratinhos TCRmini), mostrou que as Tregs tímicas e intestinais partilham a maioria dos TCRs dominantes e muitos destes TCRs reconhecem antigénios microbianos. Além disso, o tratamento de ratinhos TCRmini com um cocktail de antibióticos que altera a composição do microbiota intestinal conduz a uma alteração concomitante do repertório de TCR das Tregs tímicas no intestino. Estes resultados sugerem que o repertório de Tregs derivadas do timo é fortemente influenciado pela microbiota e que as Tregs derivadas do timo podem desempenhar um papel dominante na manutenção da tolerância aos antigénios bacterianos intestinais (20, 21). Devido aos resultados contraditórios destes dois estudos, é difícil tirar conclusões definitivas sobre a fonte predominante das populações de Tregs, ou seja, as Tregs derivadas do timo ou induzidas perifericamente que residem no intestino e medeiam a tolerância a componentes da microbiota intestinal. Outras populações de células reguladoras também parecem ser activadas/induzidas por bactérias comensais. Foi identificada uma população de células reguladoras Breg (Bregs) em ratinhos

B6 cuja carga bacteriana intestinal foi aumentada em administração oral de uma combinação de antibióticos de largo espetro (75). É importante notar que esta população de Breg protegeu os animais do desenvolvimento de encefalomielite autoimune experimental (EAE). A proteção contra a EAE através da redução da microbiota intestinal está associada a um aumento geral do conteúdo de célulasCD19+B220+ nos gânglios linfáticos mesentéricos/cervicais (LN) e no baço, a um aumento da proporção de uma subpopulação de célulasCD19+CD5+ B nos LN mesentéricos/cervicais e a uma maior frequência do subconjunto de célulasCD1dhiCD5+ no baço/LN. A transferência adotiva de células B CD5+ esplénicas e do LN isoladas de ratinhos tratados com antibióticos conferiu uma melhor proteção contra a EAE do que as células B CD5+ de ratinhos não tratados, induzindo uma mudança de uma resposta Th1/Th17 para uma resposta Th2 (75), possivelmente através de um mecanismo que envolve a IL-10. Nos últimos anos, numerosos relatórios mostraram que a alteração da microbiota intestinal pode favorecer a indução de células T efectoras em Tregs e, consequentemente, desencadear o desenvolvimento de doenças auto-imunes/inflamatórias (revisão em 51). Estes estudos identificaram habitantes intestinais específicos que parecem desencadear respostas Th17 ou Treg que estão associadas ao desenvolvimento ou à proteção contra doenças. A presença de bactérias filamentosas segmentadas (SFB) no intestino de ratinhos está associada à indução de doenças auto-imunes/inflamatórias mediadas por Th17, como a colite (induzida pela transferência de células CD4+CD45RBhi para ratinhos SCID), a artrite e a encefalomielite autoimune experimental (EAE).

Muitas doenças auto-imunes são muito mais comuns nas mulheres do que nos homens, como demonstrado pelo rácio mulher-homem na doença de Hashimoto (50:1), síndrome de Sjogren (9:1), lúpus eritematoso sistémico (LES) (9:1), síndrome antifosfolípido (9:1), artrite reumatoide (4:1) e esclerose múltipla (3:1) (80). Embora se tenha demonstrado que as hormonas sexuais influenciam as células imunitárias e as doenças auto-imunes, o microbiota está a emergir como um fator ambiental importante na tendência de género da autoimunidade. Isto é evidente em dois estudos recentes que examinaram as diferenças no microbiota de ratinhos fêmeas e machos no modelo espontâneo NOD para a diabetes tipo 1 (T1D), em que os ratinhos fêmeas, mas não os machos, têm maior probabilidade de desenvolver a doença. Estes dois estudos demonstram que os habitantes do intestino influenciam os níveis de hormonas sexuais no hospedeiro, que as hormonas sexuais, por sua vez, influenciam a composição do microbiota intestinal e que o microbiota e as hormonas sexuais, em particular os androgénios, interagem para influenciar a resposta patogénica e, em última análise, o desenvolvimento da doença em ratos NOD (65, 112).

Estudos em modelos animais de autoimunidade sugerem que a composição do microbiota intestinal pode determinar se um indivíduo

geneticamente suscetível desenvolverá autoimunidade.
indivíduo desenvolverá uma doença inflamatória/autoimune (ver 52). As bactérias filamentosas segmentadas (SFB) estão associadas à doença mediada por Th17 em modelos animais de artrite e encefalomielite autoimune experimental (EAE) e demonstraram exacerbar a asma experimental. No entanto, o SFB pode proteger contra a diabetes de tipo 1 (T1D) (52). e a invasão de C. rodentium (48). B. fragilis e espécies de Clostridium e Lactobacillus parecem ser protectoras em modelos animais de EAE, colite, artrite, T1D e asma (4, 61, 67, 82, 89).

Embora a categorização das bactérias intestinais em bactérias "benéficas" e "nocivas" seja uma simplificação grosseira do papel dos micróbios no intestino, existem cada vez mais provas de que as alterações na composição do microbiota intestinal, frequentemente designadas por disbiose, estão associadas ao desenvolvimento de alergias e de doenças inflamatórias/auto-imunes, incluindo a doença inflamatória intestinal (DII), a artrite reumatoide (AR) e o DM1, em seres humanos e em modelos animais.

Os doentes com artrite reumatoide (AR) que são tratados com minocilina, um antibiótico de largo espetro, registam uma melhoria significativa da sua doença (84, 93). Para além disso, foram demonstradas alterações na microbiota intestinal em doentes com AR inicial (84, 99). Um estudo que comparou amostras de fezes de doentes com AR inicial com as de doentes com fibromialgia mostrou que as Bifidobacteria e B. fragilis estão diminuídas no intestino de doentes com AR (99), sugerindo que as alterações na abundância destas duas espécies comensais podem influenciar a patogénese da doença. Curiosamente, outro estudo identificou a Prevotella copri (P. copri) como um potencial fator desencadeante da AR (84). De facto, os autores encontraram alterações na microbiota intestinal em doentes com AR não tratados e recentemente diagnosticados, em comparação com indivíduos saudáveis, caracterizadas por um enriquecimento de P. copri e uma abundância reduzida de Clostridium XIV e Bacteroidetes. Estes dados sugerem que as bactérias comensais podem também desempenhar um papel patogénico ou protetor na AR.

As doenças inflamatórias do intestino (DII), a doença de Crohn (DC) e a colite ulcerosa (CU), diferem das doenças auto-imunes clássicas na medida em que reflectem uma resposta deficiente do hospedeiro contra o microbiota intestinal e não uma verdadeira resposta autoimune contra uma proteína intrínseca (49). Pensa-se que as DII resultam de uma resposta imunitária anormal a componentes do microbiota intestinal (75, 107). Um espetro de alterações na microbiota intestinal foi bem descrito em doentes com DII, incluindo um aumento de E. coli (65, 104) e níveis mais baixos de certas espécies de Bacteroides (33) e Firmicutes (41, 64, 91) em em particular Faecalibacterium prausnitzii (F. prausnitzii) da classe Clostridia e do filo Firmicutes (90, 106) em comparação com controlos saudáveis. Embora ainda não tenha sido identificado um agente patogénico específico, verificou-se que um subgrupo de doentes com DC alberga uma estirpe potencialmente pró-inflamatória de Escherichia coli (E. coli) aderente-invasiva no seu intestino delgado (78). Num estudo recente, verificou-se que a Bifidobacterium estava aumentada em biopsias de doentes com CU ativa, enquanto que a Lactobacillus estava aumentada em biopsias de doentes com DC ativa em comparação com controlos saudáveis, e a F. prausnitzii estava diminuída tanto nas fezes como nas biopsias de doentes com CU e DC (104). Embora o tratamento com antibióticos possa ser benéfico para os doentes com DII, dois estudos sugerem que o tratamento com antibióticos numa idade jovem pode aumentar o risco de DII (46, 53). Em geral, estes dados sugerem que os residentes intestinais podem desempenhar um papel patogénico ou protetor na DII.

Estudos em modelos animais de diabetes tipo 1 (T1D) mostraram uma ligação entre o desenvolvimento da doença e alterações no microbiota intestinal (13, 105). Traduzindo esta observação para o contexto clínico, quatro estudos humanos recentes mostram que a composição do microbiota intestinal pode ser alterada em indivíduos com elevado risco de desenvolver DM1, ou seja, indivíduos que expressam alelos HLA de alto risco e têm pelo menos dois auto-anticorpos diferentes associados à diabetes no seu soro (12, 38, 39, 72). A primeira observação vem de uma coorte de crianças finlandesas com HLA de alto risco para DM1, em que as amostras de fezes de indivíduos seropositivos para dois auto-anticorpos foram comparadas com controlos seronegativos (rotulados como saudáveis) (38). A pirosequenciação do 16S rRNA da microbiota das fezes revelou que as sequências de Bacteroidetes aumentam ao longo do tempo, enquanto as sequências de Firmicutes diminuem nas crianças com auto-anticorpos, enquanto o padrão é invertido nos controlos saudáveis. Curiosamente, as espécies de Clostridium e B. fragilis estão reduzidas nas amostras de fezes de crianças seropositivas. Para além disso, o microbioma das crianças seropositivas tende a ter uma menor diversidade bacteriana e menos estabilidade (38). Num segundo estudo, o mesmo grupo descobriu que as bactérias produtoras de butirato estavam reduzidas nas crianças seropositivas (12). Dois estudos subsequentes de maior dimensão, que também analisaram a pirosequenciação de amostras de fezes de crianças seroconvertidas e saudáveis, compararam a idade, o género e o genótipo HLA-DQB1 (risco elevado de DM1).

A relação entre o lúpus eritematoso sistémico (LES) e o microbiota intestinal ainda não é totalmente compreendida. Um estudo mostrou que os ratos NCB sem germes e propensos ao lúpus alimentados com uma dieta sem antigénios tinham menos doença renal,

enquanto outro estudo descobriu que os ratinhos NZB sem germes tinham níveis de IgG mais baixos mas anticorpos antinucleares (ANA) mais elevados (29, 98). Verificámos que a alimentação de ratinhos B6Sle.123 e (NZBxNZW)F1 com Lactobacillus reuteri (dois modelos espontâneos de LES em ratinhos) impediu o desenvolvimento de lúpus, aumentou a sobrevivência e aumentou o número de Tregs periféricas (dados não apresentados). Uma vez que o número de Tregs está diminuído tanto nos ratinhos B6Sle1 como nos (NZBxNZW)F1 (19, 97), é possível que a administração de lactobacilos possa proporcionar proteção, alterando a composição da microbiota intestinal para promover a indução de Tregs. O DNA expresso pelos lactobacilos, que contém motivos imunossupressores, também poderia ter um efeito direto na indução de Treg, como foi demonstrado anteriormente (11). Finalmente, as imunomodulinas produzidas pelos lactobacilos poderiam potencialmente influenciar as Tregs e aumentar a sua capacidade de controlar as respostas das células efectoras. Até à data, a microbiota intestinal dos doentes com LES não foi estudada. Seria particularmente interessante comparar a composição da microbiota de doentes com lúpus em remissão com a de doentes com doença ativa para determinar se as recaídas do lúpus estão associadas a alterações em habitantes intestinais específicos.

Nas últimas décadas, registou-se um enorme aumento da prevalência de alergias (asma, dermatite atópica, alergia alimentar e rinite alérgica), em que a resposta imunitária é dominada por células T auxiliares de tipo 2 (Th2), e de doenças auto-imunes (diabetes de tipo 1, doença de Crohn e doença celíaca), em que a resposta imunitária é dominada por células T auxiliares de tipo 1 (Th1), nos países ocidentais industrializados. Os micróbios são um dos factores ambientais que desempenham um papel importante no desenvolvimento de respostas imunitárias normais e patológicas. A "hipótese da higiene" foi formulada pela primeira vez em 1989 por Strachan, que estabeleceu uma relação inversa entre a dimensão da família e o desenvolvimento de doenças atópicas. O epidemiologista britânico sugeriu que uma menor incidência de infecções na primeira infância, transmitidas através do contacto não higiénico com irmãos mais velhos, poderia ser a causa do aumento das doenças alérgicas (94). O contacto precoce com irmãos mais velhos ou animais de estimação protege contra o desenvolvimento de doenças alérgicas. A exposição a irmãos e animais de estimação parece influenciar de forma diferente a composição e diversidade da microbiota intestinal no início da vida, promovendo uma microbiota intestinal diversificada e saudável. De acordo com a hipótese da higiene, os agentes infecciosos representam um desafio fundamental para o sistema imunitário nas fases iniciais da vida e podem modular as respostas

alérgicas do tipo Th2, promovendo o desvio imunitário (para uma resposta Th1) e/ou melhorando a regulação imunitária, dependendo da natureza do microbioma.
agentes patogénicos, o tempo e a duração da exposição até à infeção e o contexto genético do hospedeiro (36).

A colonização microbiana precoce tem sido sugerida como um fator importante na maturação normal, relacionada com a idade, das células Th1 e Treg, que parecem ser importantes na supressão da propensão precoce para respostas alérgicas Th2. A falta de um mecanismo imunossupressor adequado pode levar a um desequilíbrio entre as células Th1 e Th2 e, consequentemente, a doenças inflamatórias mediadas por Th1 ou Th2. Ao nascer, o recém-nascido é exposto a uma variedade de micróbios, muitos dos quais são fornecidos pela mãe durante e após a passagem pelo canal de parto, um ecossistema altamente colonizado. As perturbações na colonização microbiana, como a colonização tardia com bactérias benéficas e a redução da diversidade do microbiota intestinal, podem prejudicar o desenvolvimento da tolerância imunitária. Foi observado que a disbiose intestinal e a baixa diversidade microbiana na infância precedem o aparecimento de doenças alérgicas. A diversidade reduzida e o menor número de bifidobactérias e lactobacilos parecem caraterizar os bebés que irão desenvolver uma alergia (88). Ainda não foi esclarecido se a disbiose (a base da "nova" hipótese da higiene) é uma causa ou um efeito destes distúrbios imunitários. Estudos recentes sugerem que o desenvolvimento imunitário saudável em bebés depende mais do estabelecimento de um microbiota intestinal diversificado do que da presença ou ausência de estirpes microbianas específicas. A hipótese da biodiversidade, uma extensão das hipóteses da higiene e da microbiota, estabelece uma ligação entre as mudanças na microbiota alterada e o desenvolvimento de doenças.

O intestino humano permite a absorção de nutrientes e, ao mesmo tempo, actua como uma barreira, impedindo que antigénios e agentes patogénicos entrem no tecido da mucosa e causem potencialmente doenças. A barreira mucosa, que consiste apenas numa única camada de células epiteliais e muco, é um dos componentes mais importantes do sistema imunitário inato. O epitélio intestinal é a maior superfície exposta do corpo humano. As células epiteliais intestinais (IECs) envolvidas na função de barreira da mucosa incluem enterócitos convencionais, células caliciformes, células enteroendócrinas e células de Paneth. A secreção luminal de mucinas e de péptidos antimicrobianos não específicos pelas células caliciformes e pelas células de Paneth, respetivamente, forma uma barreira física e bioquímica contra o contacto dos micróbios com a superfície epitelial e com as células imunitárias subjacentes (41, 64). As barreiras da mucosa (membrana e muco) constituem a primeira linha de defesa e comunicam diretamente com o microbiota intestinal (77). O complexo intercelular de junções (tight junctions, adherens junctions e desmosomas) é um

componente crucial para a manutenção da barreira intestinal. As junções apertadas (TJ) selam o espaço
entre as células epiteliais, impedindo assim a difusão paracelular de microrganismos e outros antigénios através do epitélio. As TJ não são barreiras estáticas, mas estruturas altamente dinâmicas que são constantemente remodeladas devido a interações com sinais externos, tais como citocinas, alimentos e componentes bacterianos provenientes do lúmen, do epitélio e da lâmina própria (108). A alteração da função da barreira intestinal e o aumento da permeabilidade do epitélio intestinal podem ser consequências de uma colonização precoce deficiente. A integridade da barreira epitelial depende de mecanismos reguladores homeostáticos, incluindo a indução de células Treg na mucosa, desempenhando as interações microbiota-hospedeiro comensais um papel crucial. Uma barreira epitelial intestinal imatura pode predispor os bebés a doenças alérgicas. A compreensão dos factores que regulam a maturação da barreira intestinal pode esclarecer as estratégias de prevenção destas doenças. O processo de maturação do intestino é acompanhado por uma diminuição da permeabilidade intestinal e, consequentemente, do transporte de macromoléculas através da barreira intestinal. Este fenómeno, conhecido como obstrução intestinal, ocorre nos primeiros dias pós-natais. A permeabilidade intestinal diminui mais rapidamente em bebés amamentados do que em bebés alimentados com fórmulas (57). As junções apertadas dos IECs demoram várias semanas a amadurecer e a fechar o intestino a proteínas inteiras e a agentes patogénicos. Qualquer atraso ou deficiência do intestino que altere este processo predispõe o bebé a infecções, condições inflamatórias e sensibilização alérgica.

As interações entre o hospedeiro e o microbiota e o intercâmbio entre os diferentes membros do microbiota intestinal estão longe de ser totalmente compreendidas, embora representem um fator crucial no desenvolvimento e manutenção do sistema imunitário. Num estado normal de eubiose, as TJ do epitélio intestinal formam uma barreira eficaz contra a entrada paracelular de substâncias nocivas e antigénios no lúmen gastrointestinal, incluindo bactérias, toxinas bacterianas e subprodutos bacterianos. As bifidobactérias parecem desempenhar um papel importante na manutenção da barreira intestinal. Um aumento de bifidobactérias em ratinhos ad/ob foi associado a uma melhoria significativa da permeabilidade intestinal e a um aumento da expressão do ARNm da junção estreita. As citocinas anti-inflamatórias, como a IL-10 e o TGF-β, podem atenuar ou proteger contra a inflamação intestinal através da manutenção da função de barreira da TJ. O epitélio intestinal é fundamental para manter a integridade da barreira e participar na decomposição e absorção dos alimentos, mas também pode descodificar os sinais provenientes das comunidades microbianas no lúmen intestinal e "educar" o sistema imunitário subjacente para definir o tom da imunidade da mucosa em conformidade (77).

Em resposta ao microbiota intestinal, o hospedeiro segrega uma variedade de citocinas e defesas.
moléculas efectoras, que, por sua vez, podem moldar a comunidade microbiota indígena e preparar a resposta do hospedeiro a estímulos ambientais.

Uma caraterística da tolerância da mucosa é a indução e a expansão de células Treg que limitam as respostas pró-inflamatórias excessivas. Isto inclui o mascaramento ou a modificação de CAMPs que são normalmente reconhecidos pelos TLRs e a inibição da via inflamatória NFκB. A imunidade adaptativa adapta eficazmente as respostas imunitárias a diferentes tipos de micróbios, seja para promover o mutualismo ou a defesa do hospedeiro. Estudos recentes sugerem que certas bactérias simbióticas inibem a via de sinalização NF-κB. Foi demonstrado que espécies comensais como a B. infantis induzem diferencialmente células Treg e levam à produção da citocina anti-inflamatória IL-10, enquanto outros simbiontes residentes podem promover o desenvolvimento de células Th, incluindo células Th17, e levar a uma resposta inflamatória de baixo grau (inflamação fisiológica). Round et al. demonstraram um dos mecanismos pelos quais o sistema imunitário diferencia a microbiota dos agentes infecciosos para evitar o desencadeamento da imunidade intestinal. De acordo com os autores, um fator simbiótico (polissacárido A) do comensal intestinal humano B. fragilis ativa as células Treg para promover a tolerância imunológica (82). Assim, os TLRs representam sistemas de sinalização dinâmicos que medeiam diferentes resultados imunológicos, discriminando entre micróbios benéficos e patogénicos para gerar uma interação entre o hospedeiro e as bactérias e/ou assegurar a defesa do hospedeiro.

O microbiota humano tem sido amplamente estudado nos últimos anos com os avanços da sequenciação de nova geração (NGS) e das tecnologias ómicas conexas. Estas tecnologias não só forneceram informações importantes sobre a composição microbiana na saúde e na doença, mas também sobre os seus efeitos no metabolismo e na fisiologia do hospedeiro. Pensa-se que o microbiota intestinal humano se divide em três categorias principais, caracterizadas por diferenças na abundância de taxa distintivos conhecidos como enterótipos: Bacteroides dominante (enterótipo 1). Prevotella (enterótipo 2) e Ruminococcus (enterótipo 3) (2). A questão de saber se esta categorização em enterótipos é adequada para a estratificação dos indivíduos testados é atualmente controversa (87). No entanto, estudos de acompanhamento mostraram que pelo menos dois destes três grupos estão fortemente associados à alimentação a longo prazo: O enterótipo 1 parece estar principalmente associado ao consumo de proteínas animais e de gorduras saturadas (dieta ocidental típica), enquanto o enterótipo 2 está associado a uma dieta rica em hidratos de carbono e açúcares simples, o que corresponde a uma dieta africana (110). O enriquecimento de certas comunidades bacterianas no nosso trato gastrointestinal (TGI) parece estar diretamente relacionado com a sua função de

decomposição do tipo de
alimentos que ingerimos. Curiosamente, o recente catálogo de genes de referência no microbioma intestinal humano realizado por Li et al. (60) mostra que, em média, metade dos cerca de 600 000 genes do microbioma de uma pessoa são comuns à maioria das pessoas, enquanto a outra metade é muito específica. Em média, metade dos cerca de 600 000 genes do microbioma de uma pessoa são comuns à maioria das pessoas, enquanto a outra metade é muito específica. Embora tradicionalmente se pense que o microbiota gastrointestinal é estável em adultos saudáveis, provas recentes sugerem que as comunidades microbianas intestinais podem ser rapidamente alteradas por mudanças alimentares a curto prazo (27). Embora seja atualmente difícil avaliar a amplitude das potenciais oportunidades de utilização destes novos conhecimentos, é evidente que as futuras estratégias de intervenção no microbiota irão para além das aplicações "clássicas" de probióticos, prebióticos e simbióticos. Além disso, os factores genéticos e fisiológicos do hospedeiro também devem ser tidos em conta, a fim de desenvolver abordagens mais personalizadas.

As alterações da flora intestinal têm vários efeitos na saúde e na doença humana. O papel da flora intestinal humana, que inclui não só bactérias mas também fungos e genomas virais, no desenvolvimento do sistema imunitário humano tem sido amplamente investigado e os possíveis mecanismos são descritos em pormenor na literatura relevante.

Um dos principais efeitos da alteração da flora intestinal é a promoção da obesidade humana. Várias revisões investigaram recentemente a forma como o microbiota intestinal pode controlar o metabolismo energético do hospedeiro e, consequentemente, o desenvolvimento da obesidade. Vários compostos microbianos têm sido associados a perturbações na homeostase da glucose, incluindo os lipopolissacáridos Gram-negativos. Alguns nutrientes com propriedades prebióticas que escapam à digestão na parte superior do intestino alteram a composição do microbiota intestinal a favor de bactérias que poderiam desempenhar um papel positivo na homeostase da glucose, modulando a função endócrina intestinal e reforçando a barreira intestinal. Para avaliar a relevância destes dados experimentais para a saúde humana, são necessários estudos de intervenção adequados em doentes diabéticos.

Várias revisões recentes investigaram a forma como o microbiota intestinal pode controlar o metabolismo energético do hospedeiro e, consequentemente, o desenvolvimento da obesidade (5, 59). Nos estudos publicados pela primeira vez por Backhed et al. (5, 6, 7), os ratos isentos de germes estão protegidos da obesidade em comparação com os ratos criados convencionalmente (portadores da microbiota intestinal), mas também de distúrbios metabólicos associados, incluindo a intolerância à glucose.

Estudos de intervenção em ratos sem germes também apoiam a ideia de que as alterações no microbiota intestinal estão envolvidas na patogénese da obesidade e da

fenótipo diabético. Por exemplo, a transferência de microbiota intestinal isolada de ratinhos deficientes em receptores do tipo Toll (TLR) 5 (ratinhos sem um componente importante do sistema imunitário inato que desenvolvem as caraterísticas da síndrome metabólica) para animais de tipo selvagem sem germes permite a transferência do fenótipo dos ratinhos deficientes em TLR5, incluindo a resistência à insulina, sendo o efeito subsequente independente de qualquer efeito na ingestão de alimentos (101). Estes dados apoiam o ponto de vista de que a microbiota intestinal, cuja composição é diferente em indivíduos obesos em comparação com indivíduos magros, é um ator a considerar na gestão do desenvolvimento da massa gorda e das doenças relacionadas com a obesidade, incluindo a diabetes. Os efeitos de uma dieta rica em gorduras nos distúrbios metabólicos relacionados com o microbiota intestinal sugerem que alguns componentes bacterianos (lipopolissacáridos [LPS] - o principal componente da membrana das bactérias Gram-negativas - e TLRs são potencialmente responsáveis pela ocorrência de hiperglicemia e resistência à insulina. O aumento das concentrações de LPS ocorre em animais obesos e diabéticos, mas também nos seres humanos. De facto, a endotoxemia permanece bastante modesta (os níveis de LPS são cerca de duas vezes mais elevados na obesidade), mas quando reproduzida por injeção crónica de LPS exógeno, é capaz de reproduzir a perda de sensibilidade à insulina em ratos obesos (14, 15). Para além disso, os animais CD14 knockout e TLR4 knockout são resistentes à resistência à insulina induzida por uma dieta rica em gordura (14, 86). Curiosamente, observa-se um aumento semelhante de LPS nos diabéticos, com os níveis de LPS significativamente associados aos níveis de insulina em jejum (8, 25). Existe também uma correlação entre os níveis séricos da proteína de ligação aos LPS e a síndrome metabólica, incluindo a glucose plasmática em jejum (95). A endotoxemia induzida por uma dieta rica em gordura não se deve provavelmente a um aumento das bactérias gram-negativas (16), mas pode estar relacionada com um aumento da absorção de LPS induzida pela gordura, um aumento da permeabilidade intestinal ou uma diminuição do catabolismo do LPS. A endotoxémia está correlacionada com a absorção de gordura em homens saudáveis e contribui assim para o aumento das citocinas pró-inflamatórias no soro (1, 30, 37). As alterações da permeabilidade intestinal ocorrem em ratos obesos e diabéticos através de um processo que envolve a disfunção das proteínas de junção apertada e a ativação do sistema endocanabinóide intestinal (70).

No entanto, tanto os estudos de observação como os de intervenção em

animais e humanos indicam que a obesidade conduz a alterações qualitativas no microbiota intestinal, levantando a questão de saber quais as bactérias mais "nocivas" e quais as mais "benéficas" neste contexto. Oitenta a 90 % dos filotipos bacterianos pertencem a dois filos: os Bacteroidetes (por exemplo, Bacteroides, Prevotella) e os Firmicutes (por exemplo, Clostridium, Enterococcus, Lactobacillus, Ruminococcus), seguidos pelas Actinobactérias (por exemplo, Bifidobacterium) e as Proteobactérias
(por exemplo, Helicobacter, Escherichia). A relação entre a composição do microbiota intestinal e a diabetes foi analisada de diferentes ângulos. Larsen et al (55) analisaram a composição do microbiota intestinal de 36 homens adultos, incluindo 18 diabéticos, através da microssequenciação da região V4 do gene 16SrRNA. A proporção da estirpe Firmicutes foi significativamente reduzida nos grupos de diabéticos em comparação com os grupos de controlo, e o rácio de vários filos e/ou grupos (rácio do filo Bacteroidetes/Firmicutes e rácio do grupo Bacteroides-Prevotella/C.coccoides-E.rectale) correlacionou-se positivamente com a glicemia em jejum, independentemente de qualquer associação com o índice de massa corporal. Furet (34) analisou a composição da microbiota intestinal em 13 indivíduos magros e 30 obesos, incluindo sete diabéticos de tipo 2 que foram submetidos a bypass gástrico em Y de Roux. Curiosamente, descobriram que a espécie Faecalibacterium prausnitzii, que foi anteriormente associada à doença inflamatória intestinal e à colite infecciosa, pode também desempenhar um papel na inflamação de baixo grau associada à obesidade. Observaram que a proporção de F. prausnitzii em diabéticos de tipo 2 estava diretamente associada à redução da inflamação de baixo grau após a intervenção, independentemente da ingestão calórica, e que existia uma correlação negativa entre F. prausnitzii e a resistência à insulina (avaliação do modelo de homeostase). Estes dados sugerem que o F. prausnitzii é um potencial alvo microbiano que poderia ajudar no controlo da homeostase da glicose associada à diabetes tipo 2 e à obesidade. A análise metabolómica mostra também a relação entre o microbiota intestinal e o estado da diabetes. Em indivíduos com tolerância à glucose diminuída, os níveis séricos e urinários de metabolitos relacionados com a microbiota intestinal estão reduzidos (113). A relação e a composição da flora intestinal com o estado nutricional (obesidade) dos seres humanos e a diabetes estão suficientemente documentadas nas

publicações relevantes acima mencionadas. O contexto molecular do aumento da produção de energia a partir do intestino pode estar relacionado com as alterações inflamatórias de baixo grau assinaladas pelo aumento dos níveis de LPS, que foram devidamente documentadas em observações experimentais e humanas.

O comportamento social desempenha um papel central no bem-estar psicológico de uma pessoa. Os esforços contínuos desenvolvidos no passado conduziram a progressos no domínio da regulação cerebral das emoções e da cognição, ao passo que a compreensão do comportamento social humano está ainda na obscuridade. Um grande avanço na compreensão da etiologia das perturbações neurológicas são as recentes descobertas sobre o papel do microbiota intestinal (GM) (3). O comportamento social desempenha um papel essencial na sobrevivência e prosperidade de um indivíduo, bem como na

Tipos. As perturbações neurológicas, como o stress, a depressão, a perturbação da ansiedade social, a perturbação da personalidade esquizotípica, a esquizofrenia, o autismo, etc., conduzem a uma perturbação do comportamento social normal. O comportamento social é regulado por processos bioquímicos e neurológicos complexos e por estruturas cerebrais. O eixo microbiota-intestino-cérebro surgiu como um novo conceito na ciência moderna, demonstrando o potencial do microbiota intestinal (GM) para modular o cérebro e o comportamento (26). Uma revisão recente salienta a ligação entre o microbiota intestinal e a interação social, centrando-se na disbiose do microbiota intestinal em dados clínicos e pré-clínicos sobre o autismo, uma perturbação caracterizada por uma interação social deficiente. No entanto, esta revisão traça um quadro mais alargado da forma como o GM humano pode potencialmente controlar o comportamento social humano (28).

Neurological disorder	Observed alteration of GM
Stress	INCREASE in Bacteroides (18-26%)
	REDUCTION in bifidobacterium and lactobacilli
	REDUCTION in lactobacilli, *Shigella spp.* and *Campylobacter spp.* in maternal separation stress
	10 fold REDUCTION in lactobacilli and bifidobacterium
	Increase in aerobic bacteria and in lactobacilli
Depression	INCREASE in Bacteroides and Lachnospiracea, and Altistipes
Autism	Significant INCREASE in *Chlostridium histolyticum*
	Significant INCREASE in *Bacteroidetes*
	Significant REDUCTION in species of *Bifidobacterium*
	Significant REDUCTION in Firmicutes (The reduction of Bacteroidetes was reported also)
	Significant INCREASE in *Sutterrella* species
	Significant INCREASE *Clostridium*
	INCREASE in *Bacteroides, Prophyromonas* and *Prevotella, Pseudomonas, Aeromonas, and Enterobacteria, Enterococcus, Lactobacillus, Streptococcus, Lactococcus, Staphylococcus*
	Significant REDUCTION *Prevotella, Coprococcus,* and unclassfied *Veilonellacea*
Cognitive impairement	INCREASE in *Veilonellacea, Alcaligenacaeae, Porphyromonadaceae, Enterobacteraceae*
Multiple sclerosis	REDUCTION in *Butyricimonas* genus from *Bacteriodetes* phylum
	REDUCTION in *Lachnospiraceae*
Memory impairement /Dementia	REDUCTION in *Bacteroides (Family S24-7) in Firmicutes*
Anxiety	REDUCTION in Barnesiella, Prevotella and Alistipes as aresult of the antibiotic treatment
	INCREASE in Bacteroides, Enterococcus and Erysipelotrichaceae
	INCREASE in Actinobacteria and Lactobacilli
	REDUCTION in *C-proteabacteria* and *bacteroidets*
	REDUCTION in *Lactobacilli*
	INCREASE in *Firmicutes*

Arun Parashar, Malairaman Udayabanun, Gut microbiota regulates key modulators of social behavior, European Neuropsychopharmacology, http://dx.doi.org/10.1016/ j.euroneuro. 2015.11.002

Referência:

1. Amar J, Burcelin R, Ruidavets JB, et al. O consumo de energia está associado à endotoxemia em homens aparentemente saudáveis. Am J Clin Nutr. 2008;87:1219-23.

2. Arumugam M, Raes J, Pelletier E, Le Paslier D, Yamada T, Mende DR, Fernandes GR, Tap J, Bruls T, Batto JM et al: Enterotypes of the human gut microbiome. Nature 2011, 473:174-180.

3. Arun Parashar, MalairamanUdayabanun, Gut microbiota regulates key modulators of social behaviour, European Neuropsychopharmacology, http://dx.doi.org/10.1016/j.euroneuro.2015.11.002

4. Atarashi, K. et al. (2011) Indução de células T reguladoras no cólon por espécies indígenas de Clostridium. Science 331, 337-341.

5. Backhed F, Ding H, Wang T, et al. The gut microbiota as an environmental fator regulating fat storage. Proc Natl Acad Sci USA. 2004;101:15718-23.

6. Backhed F, Ley RE, Sonnenburg JL, Peterson DA, Gordon JI. Mutualismo bactéria-hospedeiro no intestino humano. Science 2005;307:1915-20.

7. Backhed F, Manchester JK, Semenkovich CF, Gordon JI.Mechanisms underlying the resistance to diet-induced obesity in germ-free mice 1. Proc Natl Acad Sci USA. 2007;104:979-84.

8. Basu S, Haghiac M, Surace P, et al. Pregravid obesity is associated with increased maternal endotoxaemia and metabolic inflammation. Obesity (Silver Spring). 2011;19:476-82.

9. Bauer, H., Horowitz, R.E., Levenson, S.M. e Popper, H. (1963) A resposta do tecido linfático à flora microbiana. Estudos em ratos sem germes. Am. J. Pathol. 42, 471-483.

10. Bezirtzoglou E, Tsiotsias A, Welling GW. Perfil da microbiota nas fezes de recém-nascidos amamentados e alimentados com fórmulas usando hibridização in situ por fluorescência (FISH). Anaerobe 2011;17:478-82.

11. Bouladoux, N., Hall, J.A., Grainger, J.R., dos Santos, L.M., Kann, M.G., Nagarajan, V., Verthelyi, D. e Belkaid, Y. (2012) Regulatory role of suppressive motifs from commensal DNA. Mucosal Immunol. 5, 623-634.

12. Brown, C.T. et al. (2011) A análise do microbioma-

metagenoma intestinal sugere um modelo funcional para o desenvolvimento da autoimunidade na diabetes tipo 1. PLoS ONE 6, e25792

13. Brugman, S., Klatter, F.A., Visser, J.T., Wildeboer-Veloo, A.C., Harmsen, H.J., Rozing, J. e Bos, N.A. (2006) O tratamento com antibióticos protege parcialmente contra a diabetes de tipo 1 no rato Bio-Breeding propenso à diabetes. Estará a flora intestinal envolvida no desenvolvimento da diabetes tipo 1? Diabetologia 49, 2105-2108.

14. Cani PD, Amar J, Iglesias MA, et al. Metabolic endotoxaemia leads to obesity and insulin resistance. Diabetes. 2007;56:1761-72.,

15. Cani PD, Bibiloni R, Knauf C, et al. Alterações no microbiota intestinal controlam a inflamação metabólica induzida pela endotoxemia na dieta rica em gordura e na diabetes em ratos. Diabetes. 2008;57:1470-81.

16. Cani PD, Neyrinck AM, Fava F, et al. Selective proliferation of bifidobacteria in the gut microflora ameliorates high-fat diet-induced diabetes in mice through an endotoxaemia-related mechanism. Diabetologia. 2007;50:2374-83.

17. Cani PD, Possemiers S, Van de WT, et al. Changes in gut microbiota control inflammation in obese mice through a mechanism involving GLP-2-driven enhancement of intestinal permeability. Gut. 2009;58:1091-103.

18. Cerdeno-Tarraga AM, Patrick S, Crossman LC, Blakely G, Abratt V, Lennard N, Poxton I, Duerden B, Harris B, Quail MA, et al. Extensas inversões de ADN no genoma de B. fragilis controlam a expressão genética variável. Science 2005;307:1463-5.

19. Chen, Y., Cuda, C. e Morel, L. (2005) Determinação genética da ajuda das células T na perda de tolerância aos antigénios nucleares. J. Immunol. 174, 7692-7702.

20. Chung H, Kasper DL. Microbiota-stimulated immune mechanisms for the maintenance of intestinal homeostasis (Mecanismos imunitários estimulados pela microbiota para a manutenção da homeostase intestinal). Curr Opin Immunol 2010;22:455-60.

21. Cibola, A. et al. (2013) As células T reguladoras derivadas do timo contribuem para a tolerância à microbiota comensal. Nature 497, 258-262.

22. Collado MC, Delgado S, Maldonado A, Rodriguez JM. Avaliação da diversidade bacteriana no leite materno de mulheres saudáveis por PCR quantitativo em tempo real. Lett Appl Microbiol 2009;48:523-8.

23. Conte, M.P. et al. (2006) Gut-associated bacterial microbiota

in paediatric patients with inflammatory bowel disease. Gut 55, 1760-1767.

24. Coyne MJ, Reinap B, Lee MM, Comstock LE. Os simbiontes humanos utilizam uma via semelhante à do hospedeiro para a fucosilação da superfície. Science 2005;307:1778-81.

25. Creely SJ, McTernan PG, Kusminski CM, et al. O lipopolissacarídeo ativa uma resposta do sistema imunitário inato no tecido adiposo humano na obesidade e na diabetes tipo 2. Am J Physiol Endocrinol Metab. 2007;292:E740-7.

26. Cryan, J.F.,O'Mahony,S.M.,2011.The microbiome-gut-brain axis: from bowel to behaviour. Neurogastroenterol. Motil: Off.J.Eur. Gastrointest. Motil.Soc.23,187–192.

27. David LA, Maurice CF, Carmody RN, Gootenberg DB, Button JE, Wolfe BE, Ling AV, Devlin AS, Varma Y, Fischbach MA et al: A dieta altera rápida e reprodutivamente o microbioma intestinal humano. Nature 2014, 505:559-563.

28. Dinan, T.G., Stilling, R.M., Stanton, C., Cryan, J.F., 2015. Inconsciente coletivo: como os micróbios intestinais moldam o comportamento humano. J. Psychiatr. Res. 63,1-9.

29. East, J., Prosser, P.R., Holborow, E.J. e Jaquet, H. (1967) Autoimmune reactions and virus-like particles in germ-free NZB mice. Lancet 1, 755-757.

30. Erridge C, Attina T, Spickett CM, Webb DJ. A high-fat meal triggers low-grade endotoxaemia: Evidência de um novo mecanismo de inflamação pós-prandial. Am J Clin Nutr. 2007;86:1286-92.

31. Fan W, Huo G, Li X, Yang L, Duan C. Impacto da dieta na formação da microbiota intestinal revelado por um estudo comparativo em bebés durante os seis meses de vida. J Microbiol Biotechnol 2014;24:133-43.

32. Fanning S, Hall LJ, Cronin M, Zomer A, MacSharry J, Goulding D, et al. O exopolissacárido de superfície das bifidobactérias facilita

Interação comensal-hospedeiro através de imunomodulação e proteção contra agentes patogénicos. Proc Natl Acad Sci U S A 2012;109:2108-13.

33. Frank, D.N., St. Amand, A.L., Feldman, R.A., Boedeker, E.C., Harpaz, N. e Pace,N.R. (2007) Molecular phylogenetic characterisation of microbial community imbalances in human inflammatory bowel disease. Proc. Natl. Acad. Sci. USA 104, 13780-13785.

34. Furet JP, Kong LC, Tap J, et al. Differential adaptation of human gut microbiota to bariatric surgery-induced weight loss: links with metabolic and low-grade inflammation markers. Diabetes. 2010;59:3049-

57.

35. Gaboriau-Routhiau, V. et al. (2009) O papel fundamental das bactérias filamentosas segmentadas na maturação coordenada das respostas das células T auxiliares do intestino. Immunity 31, 677-689.

36. Garn H, Renz H. Evidências epidemiológicas para a hipótese da higiene. Immunobiology2007;212:441–52.

37. Ghanim H, Abuaysheh S, Sia CL, et al. Aumento da concentração de endotoxinas no plasma e da expressão de receptores do tipo Toll e do supressor da sinalização de citocinas-3 em células mononucleares após uma refeição rica em gorduras e hidratos de carbono: efeitos na resistência à insulina. Diab Care. 2009;32:2281-7.

38. Giongo, A. et al. (2011) Toward defining the autoimmune microbiome for type 1 diabetes. ISME J. 5, 82-91.

39. Goffau, M.C. et al. (2013) A composição do microbiota fecal difere entre as crianças com autoimunidade das células beta e as que não têm. Diabetes 62, 1238-1244.

40. Gophna, U., Sommerfeld, K., Gophna, S., Doolittle, W.F. e Veldhuyzen van Zanten, S.J. (2006) Differences between tissue-associated intestinal microflora from patients with Crohn's disease and ulcerative colitis. J. Clin. Microbiol. 44, 4136-4141.

41. Groschwitz KR, Hogan SP. Função de barreira intestinal: regulação molecular e patogénese da doença. J Allergy Clin Immunol 2009;124:3-20.

42. Hooper LV, Gordon JI. Commensal host-bacteria relationships in the gut. Science 2001;292:1115-8.

43. Hooper LV. Bacterial contributions to the development of the mammalian gut. Trends Microbiol 2004;12:129-34.

44. Hooper, L.V. e Gordon, J.I. (2001). Commensal host-bacteria relationships in the gut. Science 292, 1115-1118.).

45. Hooper, L.V., Bry, L., Falk, P.G. e Gordon J.i. (1998). Host-microbial symbiosis in the mammalian intestine: exploring an internal ecosystem, Bioessay, 20, 336-343.

46. Hviid, A., Svanstrom, H. e Frisch, M. (2011) Antibiotic use and inflammatory bowel disease in childhood. Gut 60, 49-54.

47. Ivanov, I.I. et al. (2009) Indução de células Th17 no intestino por bactérias filamentosas segmentadas. Cell 139, 485-498.

48. Jump, R.L. e Levine, A.D. (2004) Mechanisms of natural tolerance in the gut: implications for inflammatory bowel disease. Inflamm. Bowel Dis.10, 462-478].

49. Karimi, K., Inman, M.D., Bienenstock, J. e Forsythe, P.

(2009) As células T reguladoras induzidas por Lactobacillus reuteri protegem contra uma resposta alérgica das vias respiratórias em ratinhos. Am. J. Respir. Crit. Care Med. 179, 186-193.

50. Klaasen, H.L., Koopman, J.P., Van den Brink, M.E., Bakker, M.H., Poelma, F.G. e Beynen, A.C. (1993) Intestinal, segmented, filamentous bacteria in a broad spectrum of vertebrate species. Lab. Anim. 27, 141-150.

51. Kosiewicz, M.M., Zirnheld, A.L. e Alard, P. (2011) Gut microbiota, imunidade e doença: uma relação complexa. Front. Microbiol. 2, 180.

52. Kriegel, M.A., Sefik, E., Hill, J.A., Wu, H.J., Benoist, C. e Mathis, D. (2011) Bactérias filamentosas segmentadas transmitidas naturalmente segregam com proteção contra a diabetes em ratinhos diabéticos não obesos. Proc. Natl. Acad. Sci. USA 108, 11548-11553.

53. Kronman, M.P., Zaoutis, T.E., Haynes, K., Feng, R. e Coffin, S.E. (2012) Antibiotic exposure and IBD development among children: a population based cohort study. Pediatrics 130, e794-803.

54. Kuwahara T, Yamashita A, Hirakawa H, Nakayama H, Toh H, Okada N, Kuhara S, Hattori M, Hayashi T, Ohnishi Y. A análise do genoma de Bacteroides fragilis revela inversões extensas de ADN que controlam a adaptação à superfície celular. Proc Natl Acad Sci USA 2004;101:14919-24.

55. Larsen N, Vogensen FK, van den Berg FW, et al. The gut microbiota of adults with type 2 diabetes differs from that of non-diabetic adults. PLoS One. 2010;5:e9085

56. Lathrop, S.K. et al. (2011) Formação periférica do sistema imunitário pela microbiota comensal do cólon. Nature 478, 250- 254.

57. Le Huërou-Luron I, Blat S, Boudry G. Breast- vs. formula feeding: impacts on the digestive tract and immediate and long-term health effects. Nutr Res Rev 2010;23:23-36.

58. Lee, Y.K., Menezes, J.S., Umesaki, Y. e Mazmanian, S.K. (2011) As respostas das células T pró-inflamatórias à microbiota intestinal promovem a encefalomielite autoimune experimental. Proc. Natl. Acad. Sci. USA 108 (Suppl 1),4615-4622.

59. Ley RE. Obesity and the human microbiome (Obesidade e o microbioma humano). Curr Opin Gastroenterol. 2010;26:5-11. Cani PD, Delzenne NM. Interação entre obesidade e distúrbios metabólicos associados: novos conhecimentos sobre a microbiota intestinal. Curr Opin Pharmacol. 2009;9:737-43.

60. Li J, Jia H, Cai X, Zhong H, Feng Q, Sunagawa S, Arumugam M, Kultima JR, Prifti E, Nielsen T et al: Um catálogo integrado de genes

de referência no microbioma intestinal humano. Nat Biotechnol 2014, 32:834-841.

61. Madsen, K.L., Doyle, J.S., Jewell, L.D., Tavernini, M.M. e Fedorak, R.N. (1999) Lactobacillus species prevents colitis in mice with interleukin 10 gene deficiency. Gastroenterology 116, 1107-1114.

62. Makino H, Kushiro A, Ishikawa E, Kubota H, Gawad A, Sakai T, et al. A transmissão materno-infantil de estirpes de bifidobactérias intestinais tem um impacto no desenvolvimento precoce da microbiota do bebé nascido por via vaginal. PLoS One 2013;8:1-10.

63. Manichanh, C. et al. (2006) Reduced diversity of faecal microbiota in Crohn's disease revealed by a metagenomic approach. Gut 55, 205-211.

64. Marchiando AM, Graham WV, Turner JR. Epithelial barriers in homeostasis and disease (Barreiras epiteliais na homeostase e na doença). Annu Rev Pathol 2010;5:119-44.

65. Markle, J.G. et al. (2013) As diferenças sexuais no microbioma intestinal controlam a regulação da autoimunidade dependente das hormonas. Science 339, 1084-1088.

66. Martinez-Medina, M. et al. (2009) Molecular diversity of Escherichia coli in the human gut: new ecological evidence for the role of adherent invasive E. coli (AIEC) in Crohn's disease. Inflamm. Bowel Dis. 15, 872-882.

67. Matsuzaki, T., Nagata, Y., Kado, S., Uchida, K., Kato, I., Hashimoto, S. e Yokokura, T. (1997) Prevenção da ocorrência de diabetes mellitus insulino-dependente em ratos NOD através da alimentação oral com Lactobacillus casei. APMIS 105,643-649.

68. Mazmanian, S.K., Liu, C.H., Tzianabos, A.O. e Kasper, D.L. (2005) Uma molécula imunomoduladora de bactérias simbióticas controla a maturação do sistema imunitário do hospedeiro. Cell 122, 107-118.

69. Mshvildadze M, Neu J, Schuster J, Theriaque D, Li N, Mai V. Ecologia microbiana intestinal em bebés prematuros avaliada com técnicas não baseadas em culturas. J Pediatr 2010;156:20-5.

70. Muccioli GG, Naslain D, Backhed F, et al. O sistema endocanabinóide liga a microbiota intestinal à adipogénese. Mol Syst Biol.2010;6:392.

71. Murgas Torrazza R, Neu J. The developing intestinal microbiome and its relationship to health and disease in the neonate. J Perinatol 2011;31:S29-34.

72. Murri, M., Leiva, I., Gomez-Zumaquero, J.M., Tinahones, F.J., Cardona, F., Soriguer, F. e Queipo-Ortuno, M.I. (2013) A microbiota intestinal em crianças com diabetes tipo 1 difere da de crianças

saudáveis: um estudo de caso-controlo. BMC Med. 11, 46,102.

73. Namavar F, Theunissen EB, Verweij-Van Vught AM, Peerbooms PG, Bal M, Hoitsma HF, MacLaren DM. Epidemiology of the Bacteroides fragilis group in the colonic flora of 10 patients with colorectal cancer. J Med Microbiol 1989;29:171-6.

74. Ochoa-Reparaz, J., Mielcarz, D.W., Haque-Begum, S. e Kasper, L.H. (2010) Indução de uma população de células B reguladoras na encefalomielite alérgica experimental através da alteração da microflora intestinal comensal. Gut Microbes 1, 103-108.

75. Packey, C.D. e Sartor, R.B. (2008) Interação de bactérias comensais e patogénicas, mutações genéticas e defeitos imunoreguladores na patogénese das doenças inflamatórias intestinais. J. Intern. Med. 263, 597-606.

76. Penders J, Thijs C, Vink C, Stelma FF, Snijders B, Kummeling I. Factores que influenciam a composição do microbiota intestinal na primeira infância. Paediatrics 2006;118:511-21.

77. Peterson LW, Artis D. Células epiteliais intestinais: reguladores da função de barreira e da homeostase imunológica. Nat Rev Immunol 2014;14:141-53.

78. Pineton de Chambrun, G., Colombel, J.F., Poulain, D. e Darfeuille-Michaud, A. (2008) Pathogenic agents in inflammatory bowel disease. Curr. Opin. Gastroenterol. 24, 440-447.

79. Polk BF, Kasper DL. Subespécies de Bacteroides fragilis em isolados clínicos. Ann Intern Med 1977;86:569-71.

80. Pollard, K.M. (2012) Diferenças de género na autoimunidade associadas à exposição a factores ambientais. J. Autoimmun. 38, J177-86.

81. Roesch, L.F. et al. (2009) Identificação independente da cultura de bactérias intestinais que se correlacionam com o aparecimento de diabetes num modelo de rato. ISME J. 3, 536-548.

82. Round, J.L. e Mazmanian, S.K. (2010) Desenvolvimento induzido de células T reguladoras Foxp3+ por uma bactéria comensal da microbiota intestinal. Proc. Natl. Acad. Sci. USA 107, 12204-12209..,

83. Salyers AA. Bacteroides of the human lower intestinal tract. Annu Rev Microbiol 1984;38:293-313.

84. Scher, J.U. et al. (2013) A expansão de Prevotella copri no intestino está correlacionada com o aumento da suscetibilidade à artrite. Elife 2, e01202

85. Schlee, M., Wehkamp, J., Altenhoefer, A., Oelschlaeger, T.A., Stange, E.F. e Fellermann, K. (2007) A indução da beta-defensina 2

humana pelo probiótico Escherichia coli Nissle 1917 é mediada pela flagelina. Infect. Immun. 75, 2399-2407.

86. Shi H, Kokoeva MV, Inouye K, et al. TLR4 liga a imunidade inata e a resistência à insulina induzida por ácidos gordos. J Clin Invest. 2006;116:3015-25.

87. Siezen RJ, Kleerebezem M: The human gut microbiome: are we our enterotypes? Microb Biotechnol 2011, 4:550-553.

88. Sjögren YM, Jenmalm MC, Böttcher MF, Björkstén B, Sverremark-Ekström E. Altered early infant gut microbiota in children developing allergy up to 5 years of age. Clin Exp Allergy 2009;39:518- 26.

89. So, J.S. (2008) Lactobacillus casei suprime a artrite experimental através da regulação negativa das funções efectoras de T helper 1. Mol. Immunol. 45, 2690-2699.

90. Sokol, H. et al. 2009) Low numbers of Faecalibacterium prausnitzii in the colitis microbiota. Inflamm. Bowel Dis. 15, 1183-1189.

91. Stappenbeck TS, Hooper LV, Gordon JI. Developmental regulation of intestinal angiogenesis by indigenous microbes via Paneth cells. Proc Natl Acad Sci USA 2002;99:15451-5,

92. Stepankova, R. et al. (2007) Bactérias filamentosas segmentadas num cocktail bacteriano definido induzem inflamação intestinal em ratinhos SCID reconstituídos com células T CD4+ CD45RBhigh. Inflamm. Bowel Dis. 13, 1202-1211.

93. Stone, M., Fortin, P.R., Pacheco-Tena, C. e Inman, R.D. (2003) Deverá o tratamento com tetraciclina ser utilizado mais amplamente na artrite reumatoide? Uma meta-análise revela benefícios clínicos através da redução da atividade da doença. J. Rheumatol. 30, 2112-2122.

94. Strachan DP. Hay fever, hygiene, and household size. BMJ 1989;299:1259-60.

95. Sun L, Yu Z, Ye X, et al. Um marcador de endotoxemia está associado à obesidade e a perturbações metabólicas relacionadas em chineses aparentemente saudáveis. Diab Care. 2010;33:1925-32.

96. Talham, G.L., Jiang, H.Q., Bos, N.A. e Cebra, J.J. (1999) Segmented filamentous bacteria are potent stimuli of a physiologically normal state of the murine intestinal mucosal immune system. Infect. Immun. 67, 1992-2000.

97. Tucker, C.F., Nebane-Ambe, D.L., Chhabra, A., Parnell, S.A., Zhao, Y., Alard, P. e Kosiewicz, M.M. (2011) Frequências diminuídas de células CD4+CD25+Foxp3+ e predisposição para doenças auto-imunes em algumas estirpes de ratinhos. Autoimmunity 44, 453-464.

98. Unni, K.K., Holley, K.E., McDuffie, F.C. e Titus, J.L. (1975) Comparative study of NZB mice under germ-free and conventional conditions. J. Rheumatol. 2, 36-44

99. Vaahtovuo, J., Munukka, E., Korkeamaki, M., Luukkainen, R. e Toivanen, P. (2008) Fecal microbiota in early rheumatoid arthritis. J. Rheumatol. 35, 1500-1505.

100. Van Baarlen P, Kleerebezem M, Wells JM. Abordagens ómicas para estudar as interações hospedeiro-microbiota. Curr Opin Microbiol 2013;16:270-7.

101. Vijay-Kumar M, Aitken JD, Carvalho FA, et al. Síndrome metabólica e microbiota intestinal alterada em ratinhos com falta do recetor 5 do tipo Toll. Science. 2010;328:228-31.

102. Vito Leonardo Miniello, Angela Colasanto, Fernanda Cristofori, Lucia Diaferio, Laura Ficele, Maria Serena Lieggi, Valentina Santoiemma, Ruggiero Francavilla, Gut microbiota biomodulators, when the stork comes by the scalpel, Clinica Chimica Ata 451 (2015) 88-96).

103. Walker WA. Colonização intestinal inicial em bebés humanos e homeostase imunitária. Ann Nutr Metab 2013;2:S8-S15.

104. Wang, W., Chen, L., Zhou, R., Wang, X., Song, L., Huang, S., Wang, G. e Xia, B. (2013) Aumento da proporção de bifidobacterium e o grupo Lactobacillus e a perda de bactérias produtoras de butirato na doença inflamatória intestinal. J. Clin. Microbiol. 21, 21-24.

105. Wen, L. et al. (2008) Innate immunity and intestinal microbiota in the development of type 1 diabetes. Nature 455, 1109- 1113.

106. Willing, B., Halfvarson, J., Dicksved, J., Rosenquist, M., Jarnerot, G., Engstrand, L., Tysk, C. e Jansson, J.K. (2009) Estudos com gémeos revelam desequilíbrios específicos na microbiota associada à mucosa de doentes com doença de Crohn ileal. Bowel Dis. 15, 653-660.

107. Willing, B., Halfvarson, J., Dicksved, J., Rosenquist, M., Jarnerot, G., Engstrand, L., Tysk, C. e Jansson, J.K. (2009) Twin studies reveal specific imbalances in the mucosa-associated microbiota of patients with ileal Crohn's disease. Inflamm. Bowel Dis. 15, 653-660.

108. Wittkopf N, Neurath MF, Becker C. Imune-epitelial crosstalk na superfície intestinal. J Gastroenterol 2014;49:375-87.

109. Wu GD, Chen J, Hoffmann C, Bittinger K, Chen YY, Keilbaugh SA, Bewtra M, Knights D, Walters WA, Knight R et al: Ligação entre padrões alimentares a longo prazo e enterótipos microbianos intestinais. Science 2011, 334:105-108.

110. Wu, H.J. et al. (2010) As bactérias filamentosas segmentadas residentes no intestino conduzem a artrite autoimune

através das células T helper 17. Immunity 32, 815-827.

111. Yan, F. (2011) A administração específica ao cólon de uma proteína solúvel derivada de probióticos melhora a inflamação intestinal em ratinhos através de um mecanismo dependente do EGFR. J. Clin. Invest. 121, 2242-2253.

112. Yurkovetskiy, L. et al. (2013) O preconceito de género na autoimunidade é influenciado pela microbiota. Immunity 39, 400-412.

113. Zhao X, Fritsche J, Wang J, et al. Metabonomic fingerprints of fasting plasma and spot urine reveal human pre-diabetic metabolic traits. Metabolomics. 2010;6:362-74.

114. Zivkovic AM, German JB, Lebrilla CB, Mills DA. O glicobioma do leite humano e o seu impacto na microbiota gastrointestinal do bebé. Proc Natl Acad Sci U S A 2011;108:S4653-8.

Capítulo 7 Flora intestinal e antibióticos

A composição da flora natural é influenciada por vários factores, como o país de nascimento, a prematuridade, o tipo de parto (natural ou cesariana, hospitalização precoce ou utilização de antibióticos): O país de nascimento, a prematuridade, o tipo de parto (natural ou cesariana), a hospitalização precoce ou a utilização de antibióticos. Uma vez que a flora natural se estabeleceu nos primeiros anos de vida de uma pessoa em condições normais, permanece inalterada durante o resto da sua vida. A alteração da flora bacteriana durante o crescimento mostra que existe uma ligação entre a disbiose microbiana e a patologia humana, que inclui a autoimunidade, as doenças alérgicas, a obesidade, a doença inflamatória intestinal (DII), a síndrome metabólica e até o autismo (1, 6, 13, 15, 17). Os antibióticos podem afetar o microbioma de diferentes formas, desde alterações transitórias a curto prazo até alterações permanentes a longo prazo. Dethlefsen et al. verificaram que 5 dias de ciprofloxacina oral prejudicaram a diversidade do microbiota intestinal nos 3 dias seguintes à primeira dose; no entanto, o microbiota regressou ao seu estado anterior ao tratamento nas 4 semanas seguintes à interrupção da administração do antibiótico. Em comparação, quando foram administrados dois cursos diferentes de 5 dias de ciprofloxacina oral, o microbiota intestinal não regressou ao seu estado de pré-tratamento no prazo de 10 meses, como foi o caso com apenas um curso de 5 dias (7, 8, 9). Num estudo que investigou os efeitos do tratamento da Helicobacter pylori com claritromicina e metronidazol (em combinação com omeprazol), verificou-se que algumas partes do microbiota nunca recuperaram totalmente da administração de antibióticos, mesmo até quatro anos após o primeiro tratamento (13).

A toma de antibióticos expõe os indivíduos a um risco significativamente maior de serem portadores de bactérias resistentes aos antibióticos (6). A utilização de antibióticos não só altera o microbioma do indivíduo e aumenta o risco de resistência aos antibióticos, como também afecta a ecologia da flora de outros membros do agregado familiar, incluindo a transmissão de bactérias resistentes aos antibióticos (20).

Particularmente preocupante é a quantidade de antibióticos que as crianças recebem enquanto o seu microbioma ainda está a desenvolver-se e ainda é bastante impressionável. Desde o nascimento, uma criança média no Reino Unido recebe 10-20 cursos de antibióticos até ao seu 18º aniversário (19).

A correlação entre o risco de DII e o número de antibióticos administrados na infância é preocupante: 7 ou mais antibióticos aumentam três vezes o risco de DII (10). Um estudo dinamarquês descobriu que as crianças (com mães de peso normal) que receberam antibióticos nos primeiros 6 meses de vida tinham um risco acrescido de obesidade (1). Provavelmente o mais conhecido

Um exemplo dos efeitos negativos da utilização de antibióticos no microbioma humano é a infeção por Clostridium difficile (CDI). A CDI é rara sem alteração prévia do microbioma intestinal. Quase todas as classes de antibióticos aumentam o risco de CDI, mas a clindamicina, as cefalosporinas e as fluoroquinolonas apresentam uma associação particularmente forte com a CDI (20).

Uma análise retrospetiva de registos em dois lares de idosos durante um período de seis meses revelou que 11 de 96 doentes (12%) que receberam terapêutica antibiótica para uma infeção do trato urinário, apesar de não cumprirem os critérios predefinidos para a terapêutica antibiótica, desenvolveram CDI nas três semanas seguintes ao tratamento (17). Tendo em conta que são gastos anualmente cerca de 3,2 mil milhões de dólares em 500 000 a 700 000 casos de CDI, é fundamental reduzir a prescrição inadequada de antibióticos para evitar este desperdício de dinheiro nos cuidados de saúde, para além do sofrimento dos doentes (15). É evidente que os antibióticos têm um efeito grande e não intencional no microbioma e, por conseguinte, desempenham um papel significativo na doença. No entanto, os antibióticos também salvaram um número incalculável de vidas desde a sua descoberta no início do século XX. Desde a sua descoberta no início do século XX, os antibióticos também salvaram um número incalculável de vidas. As informações acima não têm como objetivo condenar a utilização de antibióticos, mas sim esclarecer as novas descobertas para ajudar os médicos a prescrever a terapia antibiótica com mais cautela e cuidado.

Os Centros de Controlo e Prevenção de Doenças lançaram uma campanha nacional em 1995 para reduzir a utilização inadequada de antibióticos. Em 2003, a campanha passou a chamar-se "Get Smart: Know When Antibiotics Work". Destina-se tanto aos doentes como aos prestadores de cuidados de saúde e tem como objetivo reduzir o aumento da resistência aos antibióticos. As infecções do trato respiratório superior, que são predominantemente causadas por agentes patogénicos virais, são de longe a causa mais comum da utilização desnecessária de antibióticos na população. Estudos realizados tanto em ambulatórios como em serviços de urgência mostram que a utilização inadequada de antibióticos para as IRA continua a ser um problema comum nos Estados Unidos (9, 21). Um estudo recente revelou que os prestadores de cuidados de saúde prescreviam antibióticos a adultos com dores de garganta em 60% das vezes, apesar de a causa mais comum de dores de garganta que justificam a utilização de antibióticos, a infeção por estreptococos do grupo A, ter uma prevalência de apenas 10% (4). Um estudo pediátrico revelou que, em 23% das consultas em que foram prescritos antibióticos para as IU, os antibióticos não estavam indicados.

A depleção da flora intestinal por antibióticos em animais experimentais (ratos) levou ao desenvolvimento de artrite induzida por colagénio (CIA) (12).

A utilização de antibióticos (AB) tem um forte impacto no metabolismo

microbiano do intestino e, por conseguinte, na saúde humana. A compreensão deste processo e dos mecanismos subjacentes continua a ser um importante objetivo de investigação. Perez-Cobas e colaboradores realizaram o primeiro estudo ómico comparativo do microbioma intestinal
em amostras fecais colhidas em diferentes momentos de uma pessoa submetida a terapêutica com β-lactâmicos. O microbioma total (16S rDNA) e ativo (16S rRNA). Foram avaliados o microbiota, o metagenoma, o metatranscriptoma (mRNAs), o metametaboloma (cromatografia líquida de alta eficiência acoplada à ionização por electrospray e à espetrometria de massa quadrupolo time-of-flight) e o metaproteoma (cromatografia líquida de ultra-alto desempenho acoplada a um instrumento Orbitrap-MS² [UPLC-LTQ Orbitrap-MS/MS]) de um doente submetido a uma terapia AB durante 14 dias. Foi observada uma dinâmica populacional aparentemente oscilante, com um declínio precoce dos organismos Gram-negativos (dia 6) e um colapso geral da diversidade e possível colonização adicional por bactérias putativas naturalmente resistentes (dia 11), seguido de um ressurgimento de espécies Gram-positivas (dia 14). Durante este processo, o desequilíbrio máximo na fração microbiana ativa ocorreu mais tarde (dia 14) do que a maior alteração na fração microbiana total, que atingiu um mínimo de biodiversidade e riqueza no dia 11; além disso, ocorreram alterações metabólicas importantes no dia 6. As bactérias intestinais responderam precocemente aos AB activando sistemas para evitar os efeitos antimicrobianos dos medicamentos, ao mesmo tempo que, presumivelmente, reduziram o seu metabolismo energético global e a sua capacidade de transportar e metabolizar ácidos biliares, colesterol, hormonas e vitaminas; as interações hospedeiro-micróbio melhoraram significativamente após a interrupção do tratamento (2).

Referências:

1. Ajslev TA, Andersen CS, Gamborg M, Sorensen TI, Jess T. Childhood overweight after establishment of the gut microbiota: the role of delivery mode, pre-pregnancy weight and early administration of antibiotics. Int JObes (Lond). 2011;35(4):522-529)
2. Ana Elena Pérez-Cobas, María José Gosalbes, Anette Friedrichs, Henrik Knecht, Alejandro Artacho, Kathleen Eismann at al, Gut microbiota disturbance during antibiotic therapy: a multi-omic approach, Gut 2013;62:1591-1601. doi:10.1136/gutjnl-2012-303184).
3. Aroniadis OC, Brandt LJ. Transplante de microbiota fecal: passado, presente e futuro. Curr Opin Gastroenterol 2013;29:79-84.,6
4. Barnett ML, Linder JA. Prescrição de antibióticos a adultos com dor de garganta nos Estados Unidos, 1997-2010. JAMA Intern Med. 2014;174(1):138-140)

5. Collins SM, Surette M, Bercik P. A interação entre a microbiota intestinal e o cérebro. Nat Rev Microbiol 2012;10:735-42..,

6. Costelloe C, Metcalfe C, Lovering A, Mant D, Hay AD. Impact of antibiotic prescribing in primary care on antibiotic resistance in individual patients: systematic review and meta-analysis. BMJ. 2010;340:c2096

7. Dethlefsen L, Huse S, Sogin ML, Relman DA. The wide-ranging effects of an antibiotic on the human gut microbiota as revealed by deep 16S rRNA sequencing. PLoS Biol. 2008;6(11):e280)

8. Dethlefsen L, Huse S, Sogin ML, Relman DA. Os efeitos abrangentes de um antibiótico na microbiota intestinal humana, revelados pela sequenciação profunda de 16S rRNA. PLoS Biol. 2008;6(11):e280

9. Dethlefsen L, Relman DA. Recuperação incompleta e respostas individualizadas da microbiota intestinal distal humana ao desafio repetido de antibióticos. Proc Natl Acad Sci U S A. 2011;108 (suppl 1):4554-4561)

10. Grijalva CG, Nuorti JP, Griffin MR. Antibiotic prescribing rates for acute respiratory infections in the US outpatient setting. JAMA. 2009;302(7):758-766.)

11. Hviid A, Svanstrom H, Frisch M. Antibiotic use and inflammatory bowel disease in childhood (Uso de antibióticos e doença inflamatória intestinal na infância). Gut. 2011;60(1):49-54).

12. Iwona Doroz' yn' ska, Monika Majewska-Szczepanik, Katarzyna Marcin' ska, Marian Szczepanik, Partial depletion of natural gut flora by antibiotic aggravates collagen induced arthritis (CIA) in mice, Pharmacological Reports 66 (2014) 250-255.

13. Jakobsson HE, Jernberg C, Andersson AF, Sjolund-Karlsson M, Jansson JK, Engstrand L. Short-term antibiotic treatment has different long-term effects on the human pharyngeal and gut microbiome. PLoS One. 2010;5(3):e9836.)

14. Kallus SJ, Brandt LJ. A microbiota intestinal e a obesidade. J Clin Gastroenterol 2012;45:16-24..,

15. Kranich J, Maslowski KM, Mackay CR. A flora comensal e a regulação das respostas inflamatórias e auto-imunes. Semin Immunol 2011;23:139-45.

16. O'Brien JA, Lahue BJ, Caro JJ, Davidson DM. The emerging infectious challenge of Clostridium difficile-associated disease in Massachusetts hospitals: clinical and economic implications. Infect Control Hosp Epidemiol. 2007;28(11):1219-1227).

17. Rotjanapan P, Dosa D, Thomas KS. Potencial tratamento inadequado de infecções do trato urinário em dois lares de Rhode Island. Arch Intern Med. 2011;171(5):438-443).

18. Russell SL, Finlay BB. A influência da microbiota intestinal na doença alérgica. Curr Opin Gastroenterol 2012;28:563-9].

19. Sharland M. The use of antibacterials in children: a report of the Specialist Advisory Committee on Antimicrobial Resistance (SACAR) Paediatric Subgroup. J Antimicrob Chemother. 2007;60(suppl 1):i15-i26).

20. Stewardson AJ, Huttner B, Harbarth S. At least it won't hurt: the personal risks of antibiotic exposure (Pelo menos não vai doer: os riscos pessoais da exposição a antibióticos). Curr Opin Pharmacol. 2011;11(5):446-452)

21. Thorpe JM, Smith SR, Trygstad TK. Trends in antibiotic prescribing for acute respiratory tract infections in the emergency department (Tendências na prescrição de antibióticos para infecções agudas do trato respiratório no serviço de urgência). Ann Pharmacother. 2004;38(6):928-935, 31 Grijalva CG, Nuorti JP, Griffin MR. Antibiotic prescribing rates for acute respiratory infections in the US outpatient setting. JAMA. 2009;302(7):758-766.)

Capítulo 8 Pandemias não infecciosas

Uma pandemia (definição da Wikipédia) (do grego πᾶν pan "todos" e δῆμος demos "pessoas") é uma epidemia de uma doença infecciosa que se propagou na população humana numa grande região, por exemplo, em vários continentes ou mesmo a nível mundial. Uma doença endémica generalizada que é estável em termos do número de pessoas infectadas não é uma pandemia. Além disso, as pandemias de gripe geralmente impedem a recorrência da gripe sazonal. Ao longo da história, registaram-se várias pandemias, por exemplo, a varíola e a tuberculose. Uma das pandemias mais devastadoras foi a Peste Negra, que matou mais de 75 milhões de pessoas em 1350. As pandemias recentes incluem a pandemia de VIH e as pandemias de H1N1 de 1918 e 2009.

Uma pandemia é uma epidemia que ocorre a uma escala que ultrapassa as fronteiras internacionais e que normalmente afecta um grande número de pessoas.

O aparecimento de doenças não infecciosas em forma de pandemia pode ser considerado um fenómeno novo na história da humanidade, que surgiu pela primeira vez há algumas décadas com o aparecimento "epidémico" da obesidade, especialmente nas crianças. A prevalência da obesidade infantil aumentou cerca de 5% por década nos últimos cinquenta anos, e cerca de um quarto de todas as crianças têm atualmente excesso de peso ou são obesas. Estas crianças correm um risco significativamente maior de muitos problemas de saúde futuros, incluindo a obesidade na idade adulta, a diabetes de tipo 2 (DM2) e as doenças cardíacas. Apesar deste aumento inexorável, as abordagens sensatas de prevenção e tratamento não conseguiram resolver o problema (12).

Ao longo dos últimos cinquenta anos, a obesidade tornou-se um grande problema de saúde pública, sendo que a maioria dos adultos tem atualmente excesso de peso ou é obesa. Os custos específicos de cada país variam, mas na Austrália estimou-se recentemente que a obesidade adulta custa à economia australiana 56,6 mil milhões de dólares por ano (1). Para além disso, existe um problema em desenvolvimento e que parece não parar de crescer, que se prende com o facto de as crianças e os adolescentes desenvolverem um aumento excessivo de peso numa idade precoce. Os dados do US National Health Examination Survey (Inquérito Nacional de Exame de Saúde dos EUA) realizado na década de 1960 mostram que aproximadamente 4-5% das crianças tinham excesso de peso nessa altura (36). (18) Desde então, no entanto, tem havido um aumento constante da prevalência na maioria dos países industrializados, a uma taxa de cerca de 5% por década (20) Na Austrália, a prevalência de excesso de peso e obesidade em crianças em idade escolar tem sido relativamente constante durante a maior parte da década.

Embora o aumento recente pareça ter sido menos dramático, e alguns relatórios sugiram mesmo uma estagnação em vários países (20), os números actuais continuam a mostrar que mais de 20% das crianças nos países industrializados têm agora excesso de peso ou são obesas, com taxas de cerca de 32% registadas na América (17). Estes dados de prevalência podem variar muito em função dos pontos de corte escolhidos para a análise (principalmente os critérios da Organização Mundial de Saúde, da International Obesity Task Force e dos US Centers for Disease Control and Prevention), mas no essencial são todos extremamente preocupantes. Prevê-se que as taxas de obesidade entre os adolescentes continuem a aumentar. Por conseguinte, é imperativo considerar as correlações e consequências físicas e psicológicas desta condição. As consequências da obesidade na infância e na adolescência são de grande alcance e incluem não só consequências físicas relacionadas com a saúde, como a hipertensão arterial, o colesterol elevado, a síndrome metabólica, a diabetes de tipo 2, os problemas ortopédicos, a apneia do sono, a asma e a doença do fígado gordo, mas também consequências psicológicas, sociais e comportamentais, como o risco de problemas relacionados com a imagem corporal, a autoestima, o isolamento social e a discriminação, a depressão e a redução da qualidade de vida (23).

A prevalência da obesidade em crianças com idades compreendidas entre os 5 e os 17 anos em diferentes países em 2010 ou no ano mais próximo (Fig. 1) (6). As taxas de obesidade para raparigas e rapazes são semelhantes na maioria dos países, mas existem algumas diferenças proeminentes noutros países. Na África do Sul, as taxas de obesidade das raparigas são quase três vezes superiores às dos rapazes, o que pode dever-se à crença comum em alguns países africanos de que a obesidade de uma rapariga aumenta as suas hipóteses de casamento, uma vez que é um sinal de boa saúde e bem-estar geral. Na China, Eslovénia e Grécia, a prevalência da obesidade nos rapazes é muito mais elevada do que nas raparigas. Em alguns países, as taxas de obesidade são idênticas para ambos os sexos (Brasil, Noruega, República Eslovaca, França, etc.). Uma comparação da prevalência da obesidade entre adolescentes de 15 anos em diferentes anos revela um aumento da incidência da obesidade apesar do declínio observado em alguns países (Fig. 2.). Ref: Obesity update, OECD 2014 junho, *http://dx.doi.org/10.1787/888932916496, fonte:* Currie et al. (2004); Currie et al. (2008); Currie et al. (2012).

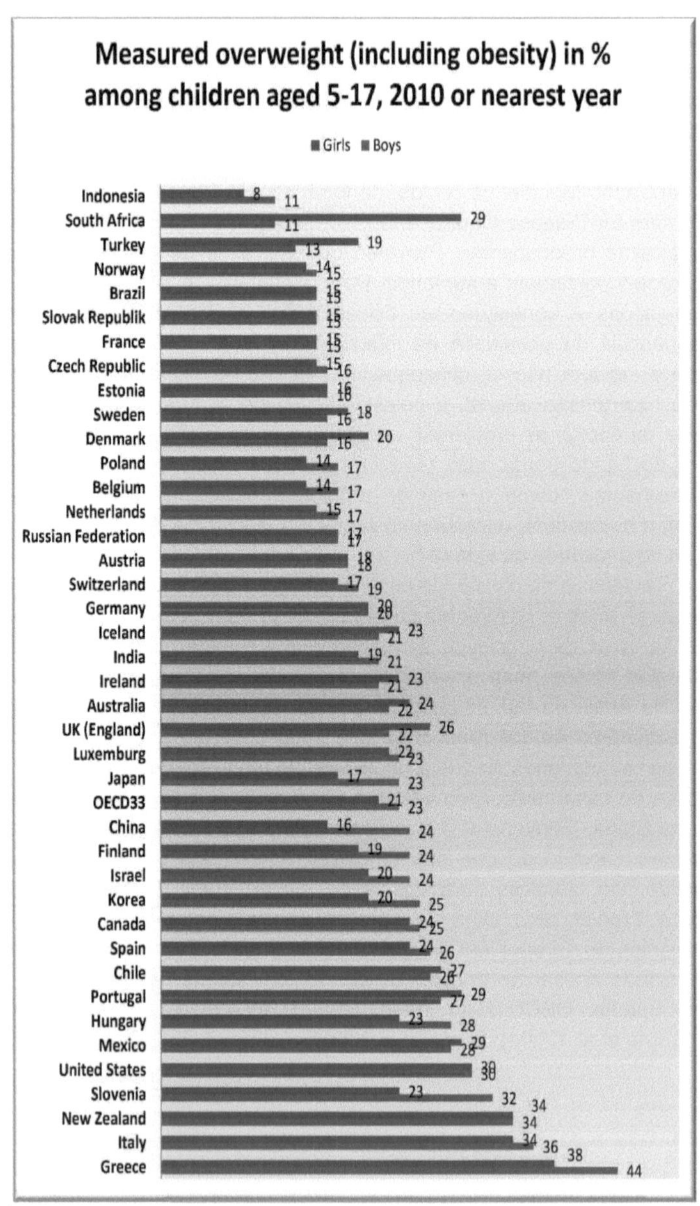

Measured overweight (including obesity) in %
among children aged 5-17, 2010 or nearest year
Girls
Boys
Indonesia 8 11
South Africa 29 11
Turkey 19 13
Norway 14 15
Brazil 15 15
Slovak Republik 15 15
France 15 15
Czech Republic 15 16
Estonia 16 16
Sweden 18 16
Denmark 20 16
Poland 14 17
Belgium 14 17
Netherlands 15 17
Russian Federation 17 17
Austria 18 18
Switzerland 17 19
Germany 20 20
Iceland 23 21
India 19 21
Ireland 23 21
Australia 24 22
UK (England) 26 22
Luxemburg 22 23
Japan 17 23
OECD33 21 23
China 16 24
Finland 19 24
Israel 20 24
Korea 20 25
Canada 24 25
Spain 24 26
Chile 27 26
Portugal 29 27
Hungary 23 28
Mexico 29 28
United States 30 30
Slovenia 23 32
New Zealand 34 34
Italy 34 36
Greece 38 44

Fig. 1.

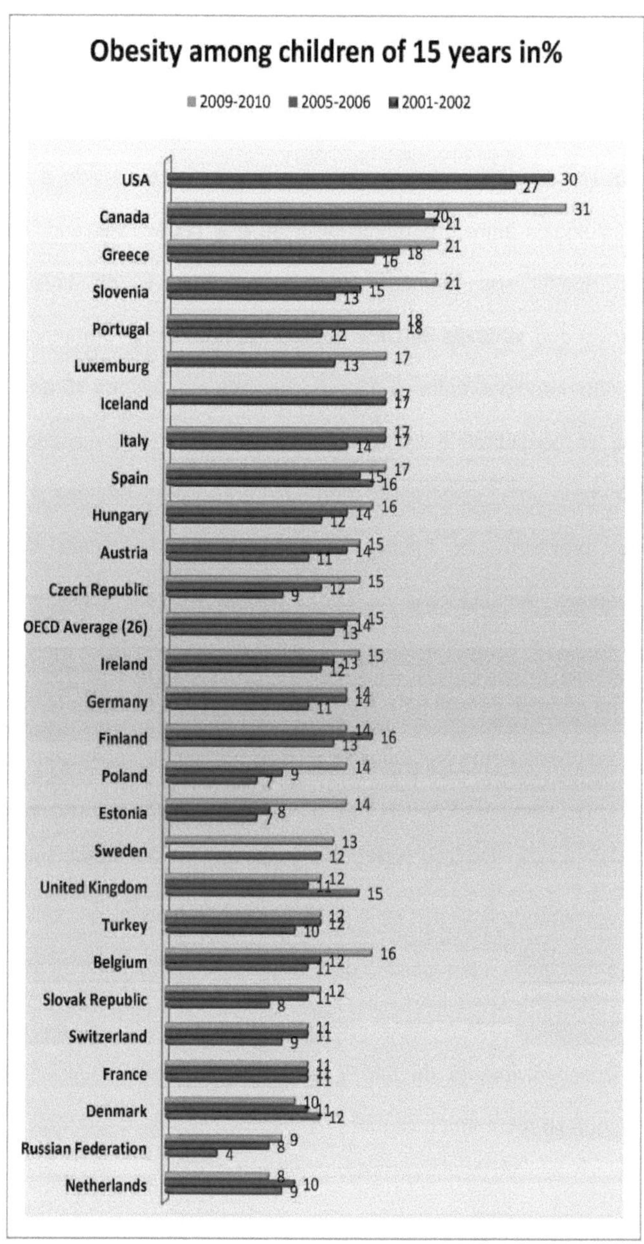

Obesity among children of 15 years in%
2009-2010
2005-2006
2001-2002
USA
Canada
Greece
Slovenia
Portugal
Luxemburg
Iceland
Italy
Spain
Hungary
Austria
Czech Republic
OECD Average (26)
Ireland
Germany
Finland
Poland
Estonia
Sweden
United Kingdom
Turkey
Belgium
Slovak Republic
Switzerland
France
Denmark
Russian Federation
Netherlands

Fig. 2.

A diabetes tipo 2 (DM2) desenvolveu-se nas crianças, em grande parte devido a uma forte ligação fisiológica entre o aumento de peso e a DM2. A diabetes tipo 2 (T2DM), outrora conhecida como uma doença do final da idade adulta, desenvolveu-se nas crianças, em grande parte devido a uma forte ligação fisiológica entre o aumento de peso e a T2DM. Utilizando dados do National Health and Nutrition Examination Survey, os investigadores descobriram que as taxas de DM2 duplicaram nas crianças americanas com idades compreendidas entre os 12 e os 19 anos nos últimos 15 anos (19). A epidemia de obesidade e as taxas crescentes de DMT2 em crianças são referidas como uma "epidemia gémea" (29) e são preocupantes porque, em conjunto, prevêem um futuro de agravamento da saúde devido às consequências devastadoras da DMT2. Estas incluem insuficiência renal crónica, cegueira, doença coronária, amputação de membros e manifestações do sistema nervoso central (25). Além disso, os jovens de minorias raciais são desproporcionadamente afectados pela DMT2 em comparação com os jovens brancos (10). O estudo SEARCH for Diabetes in Youth, um estudo multicêntrico nacional, encontrou taxas de DMT2 em jovens dos 15 aos 19 anos que variam entre um mínimo de 0,19 por 1000 em brancos não hispânicos, 1,05 por 1000 em afro-americanos e um máximo de 1,74 por 1000 em indígenas americanos (11).

O desenvolvimento de DMT2 em crianças pode dever-se a vários factores, que se resumem a seguir:

Summary of Risk Factors and Potential Mechanisms for Developing T2DM During Childhood				
	Prenatal	**Infancy**	**Childhood**	**Adolescence**
Risk factors	Maternal smoking Maternal nutritional stores, e.g., undernutrition Maternal stress levels Gestational diabetes	Formula-fed Duration of breast-feeding Early life (first 6 months) growth patterns	Family structure and stability Parental diet and exercise history Food and activity environment Neighborhoods Schools Shortened sleep cycles	Health behaviors, including decreasing amounts of exercise, specially in girls Increased food choice independence
Potential mechanisms	Adipocyte development Size and number of pancreatic beta cells Maternal hyperinsulinemia and glycemia Epigenetic modulation as result of maternal nutrition Increased maternal glucocortiocoids Dysregulation of maternoplacento-fetal barrier	Reduced lean body mass and increased fat mass laid down Feeding patterns set Nutritional differences in breast vs. formula leptin, protein content	Increased caloric intake Decreased energy expenditure Hormonal changes with altered sleep patterns	Increased caloric intake Decreased energy expenditure Hormonal changes with altered sleep patterns Insulin resistance of puberty

Nota: Os factores de risco para a DMT2 estão presentes durante toda a infância. O conhecimento destes factores de risco permite aos médicos identificar as crianças de alto risco e oferecer-lhes intervenções adequadas.

Rika Tanda MSN, Pamela J. Salsberry, Integrando os riscos de diabetes tipo 2 ao longo da infância:

Uma perspetiva do curso de vida, Journal of Paediatric Nursing (2012) 27, 310-318

O autismo foi descrito pela primeira vez em 1943 pelo psiquiatra Leo Kanner, que aplicou o termo a rapazes socialmente retraídos e preocupados com a rotina e com pouca ou nenhuma comunicação verbal, mas que não são atrasados mentais. O termo "autismo", por outro lado, tem origem em Bleuler (1911) e foi utilizado para descrever doentes esquizofrénicos que se afastam das interações sociais e se confinam a si próprios. ("autos" significa "eu" em grego). Antes do excelente filme Rainman, as pessoas não sabiam muito sobre **o autismo**, mas a pandemia de autismo está a espalhar-se rapidamente e, atualmente, 1 em cada 45 (7) crianças tem a possibilidade de desenvolver autismo, e ainda não conseguimos encontrar uma causa adequada para esta doença, embora várias associações de diferentes condições tenham sido suspeitadas como agentes causais ((9, 27) e várias outras associações suspeitas tenham sido resumidas em (3). Foi observado que o tratamento com vancomicina melhorou os sintomas da ASD, sugerindo o papel de algumas bactérias Clostridia (33, 35, 34). A ocorrência frequente de *Clostridium bolteae* no autismo levou à especulação sobre o desenvolvimento de uma vacina contra este agente patogénico (21). O Desulfivibrio também tem sido implicado como um agente etiológico no autismo (32). Várias publicações apoiam o papel das bactérias intestinais (2, 4, 8), o papel da ultrassonografia transvaginal (28), vacinas conjugadas (26) e a acumulação de factores de crescimento semelhantes à insulina (31). Outras causas que levam ao autismo também têm sido discutidas na literatura (13). As perturbações do espetro do autismo (PEA) são um grupo de perturbações do desenvolvimento que ocorrem na infância e se caracterizam por défices profundos no comportamento e na interação social (37). (De acordo com a Classificação Internacional de Doenças (10.ª edição) (CID-10 Organização Mundial de Saúde. Classificação Estatística Internacional de Doenças e Problemas Relacionados com a Saúde. 2008 ed. Genebra: Organização Mundial de Saúde. 10ª rev. Genebra: Organização Mundial de Saúde; 2009) e o Manual de Diagnóstico Estatístico (4ª edição (DSM-IV American Psychiatric Association. Manual de Diagnóstico e Estatística das Perturbações Mentais. 4ª ed. 1994 (DSMIV-TR). Pub.) As PEA incluem o autismo infantil, o autismo atípico, a síndrome de Asperger, as perturbações desintegrativas e a síndrome de Rett. As PEA são heterogéneas do ponto de vista genético e fenotípico, com diferentes graus de gravidade e sintomas e diferentes resultados. (14, 24). No entanto, o denominador comum é que todas as manifestações podem ser caracterizadas como perturbações devastadoras em termos de comorbilidade, resultados e impacto na família e na sociedade.

A prevalência mundial do autismo aumentou vinte a trinta vezes desde os primeiros estudos epidemiológicos no final da década de 1960 e início da década de 1970. Naquela época, as estimativas de prevalência de estudos europeus eram de uma em 2.500 crianças na população, e nos anos 2000, as estimativas de prevalência de grandes inquéritos eram de 1% a 2% de todas as crianças. Embora as razões para as aparentes alterações na prevalência sejam difíceis de investigar empiricamente, estudos selecionados sugerem que grande parte do recente aumento da prevalência se deve provavelmente a factores extrínsecos, como uma maior sensibilização e reconhecimento, e a alterações na prática de diagnóstico ou na disponibilidade de serviços. Os relatos de um aumento do número de crianças em tratamento para as PEA e os relatos de estimativas de prevalência das PEA mais elevadas do que o previsto suscitaram a preocupação do público e sublinham a necessidade de uma vigilância sistemática das PEA no domínio da saúde pública. Em 2000, os CDC criaram a Rede de Monitorização do Autismo e das Deficiências do Desenvolvimento (ADDM) para recolher dados que fornecessem estimativas da prevalência das PEA e de outras deficiências do desenvolvimento nos Estados Unidos. O rastreio da prevalência das PEA é particularmente difícil devido à sua complexidade, à falta de biomarcadores de diagnóstico e à alteração dos critérios de diagnóstico (15).

A sobreposição entre a pandemia do autismo e a obesidade infantil significa que os doentes autistas também têm excesso de peso. A prevalência da obesidade no autismo está resumida no quadro abaixo (22):

Percentagem de jovens obesos

Sem deficiências de desenvolvimento		**13,1%**
Com qualquer comportamento de aprendizagem		**20.4%**
Perturbação do desenvolvimento		
Com autismo	**31,8%**	
Com deficiência mental	**19.8%**	
Com TDAH	**17.6%**	
Com dificuldades de aprendizagem/outros Atraso no desenvolvimento		**20.3%**

Entre as crianças com idades compreendidas entre os 2 e os 17 anos, 33,6% tinham excesso de peso e 18% eram obesas. Em comparação com uma amostra da população geral dos EUA, as taxas de peso não saudável eram significativamente mais elevadas nas crianças com ASD com idades entre os 2 e os 5 anos e nas crianças de origem branca não hispânica. As análises multivariadas revelaram

descobriram que a idade mais avançada, a etnia hispânica ou latina, os níveis mais baixos de educação dos pais e os problemas de sono e de humor eram factores de previsão significativos da obesidade.

Verificou-se que a prevalência de peso não saudável é significativamente mais elevada nas crianças com PEA do que na população em geral, com diferenças que ocorrem logo a partir dos 2 a 5 anos de idade. Como a obesidade é mais comum em crianças mais velhas na população em geral, estes resultados levantam a questão de saber se existem diferentes trajectórias de aumento de peso em crianças com PEA, possivelmente com início na primeira infância (5).

Referências:

1. Colagiuri S, Lee CM, Colagiuri R, et al. O custo do excesso de peso e da obesidade na Austrália. Med J Aust 2010;192:260e4].

2. Colin A. Heberling, Prasad S. Dhurjati, Myron Sasser, Hipótese para um modelo de conetividade de sistemas da patogênese do transtorno do espetro do autismo: ligações com bactérias intestinais,

estresse oxidativo e permeabilidade intestinal. Hipóteses Médicas 80 (2013) 264-270,

3. Dimitrios I. Zafeiriou *, Athena Ververi, Euthymia Vargiami, Childhood autism and associated comorbidities, Brain & Development 29 (2007) 257-272).

4. Elaine Y. Hsiao, Sara W. McBride, Sophia Hsien, Gil Sharon, Embriette R. Hyde, Tyler McCue et al, Microbiota Modulate Behavioural and Physiological Abnormalities Associated with Neurodevelopmental Disorders, Cell 155, 1451-1463, December 19, 2013).

5. Hill AP, Zuckerman KE, Fombonne E, Obesidade e Autismo, Pediatria. 2015 Dec;136(6):1051-61. doi: 10.1542/peds.2015-1437. Epub 2015 Nov 2).

6. http://int.search.tb.ask.com/search/GGmain.jhtml?st=sb&ptb=D174C4AB-CE46-415B-9F0A-302A97B17F1D&n=781b909c&ind=2015072412&p2=^Y6^xdm007^YYA^hu&si=COHL94nL88YCFVMatAodPFkKLw&tpr=hst&searchfor=Childhood+obesity+ statistics%2C+EU&ots=1451645858018

7. http://www.livescience.com/52790-autism-spectrum-doenças-prevalência-us-2014.htm

8. James B Adams, Leah J Johansen, Linda D Powell, David Quig e Robert A Rubin, Gastrointestinal flora and gastrointestinal status in children with autism-comparisons to typical children and correlation with autism severity, BMC Gastroenterology 2011, 11:22 http://www.biomedcentral.com/1471-230X/11/22,

9. Kocˇovska Eva ', Fernell Elisabeth, Billstedt Eva , Minnis Helen , Gillberg Christopher: Vitamina D e autismo: revisão clínica, Research in Developmental Disabilities 33 (2012) 1541-1550),

10. Lee, J. M. (2008). Porque é que os jovens adultos são fundamentais para avaliar a epidemia de obesidade infantil. Archives of Pediatric Adolescent Medicine, 162,682-687).

11. Liese, A. D., D'Agostino, R. B., Jr, Hamman, R. F., Kilgo, P. D., Lawrence, J. M., Liu, L. L., et al (2006). The burden of diabetes mellitus among US adolescents: prevalence estimates from the SEARCH for Diabetes in Youth Study. Pediatrics, 118, 1510-1518.).

12. Matthew A. Sabin, Wieland Kiess, Childhood obesity: Current and novel approaches, Best practice & Research Clinical Endocrinology & Metabolism 29 (2015) 327e338).

13. Michel Odent, Autismo e anorexia nervosa: duas facetas da

mesma doença? Medical Hypotheses 75 (2010) 79-81,

14. Milunsky Caronna EB, JM, Tager-Flusberg H. Autism spectrum disorders: clinical and research frontiers (Perturbações do espetro do autismo: fronteiras clínicas e de investigação). Arch Dis Child 2008 un;93(6):518e23.

15. MMWR / 28 de março de 2014 / Vol. 63 / No. 2).

16. Norton K, Dollman J, Martin M, et al. Descriptive epidemiology of childhood overweight and obesity in Australia:1901e2003. Int J Pediatr Obese IJPO - Off J Int Assoc Study Obes 2006;1:232-8].

17. Ogden CL, Carroll MD, Kit BK, et al. Prevalência da obesidade infantil e adulta nos Estados Unidos, 2011e2012. JAMA eJ Am Med Assoc 2014;311:806 - 14].

18. Ogden CL, Fryar CD, Carroll MD, et al. Peso corporal médio, altura e índice de massa corporal, Estados Unidos 1960-2002 [Adv Data 2004:1e17.3].

19. Ogden, C. L., Carroll, M. D., & Flegal, K. M. (2008). Índice de massa corporal elevado para a idade em crianças e adolescentes dos EUA, 2003-2006 (Journal of the American Medical Association, 299, 2401-2405).

20. Olds T, Maher C. Childhood overweight and obesity in developed countries: global trends and correlates. In: O'Dea JA, Erkisen M, editores. Preventing childhood obesity - international research, controversies and interventions [Prevenir a obesidade infantil - investigação internacional, controvérsias e intervenções]. Oxford: Oxford University Press; 2010. p. 69-83].

21. Pequegnata Brittany, Sagermannb Martin, Valliani Moez, Tohc Michael, Chow Herbert, Allen-Vercoec Emma, Monteiro Mario A., Uma vacina e um alvo de diagnóstico para Clostridium bolteae, uma bactéria associada ao autismo, Vaccine 31 (2013) 2787-2790

22. Phillips KL, Schieve LA, Visser S, Boulet S, Sharma AJ, Kogan M, Boyle CA, Yeargin-Allsopp M. Prevalence and impact of unhealthy weight in a national sample of US adolescents with autism and other learning and behavioural disorders (Prevalência e impacto do peso não saudável numa amostra nacional de adolescentes norte-americanos com autismo e outras perturbações de aprendizagem e comportamento). *Jornal de Saúde Materna e Infantil.* Matern Child Health J. 2014 Oct; 18 (8): 1964-75. doi: 10.1007/s10995-014-1442-y.

23. Pulgarón Elizabeth R., Childhood Obesity: A Review of Increased Risk for Physical and Psychological Comorbidities, Clinical Therapeutics/Volume 35, Número 1, 2013).

24. Rapin I, Tuchman RF. Autismo: definição, neurobiologia,

rastreio, diagnóstico. Pediatr Clin North Am 2008 Oct;55(5):1129e46 [viii].

25. Reagan, L. P. (2007). Efeitos da sinalização da insulina na memória e no humor. Current Opinion in Pharmacology, 7, 633-637).

26. Richmand Brian J., Hypothesis: Conjugate vaccines may predispose children to autism spectrum disorders, Medical Hypotheses 77 (2011) 940-947,

27. Rimland B. Infantile autism: the syndrome and its significance for a neural theory of behaviour. Englewood Cliffs (NJ): Prentice-Hall; 1964).

28. Rodgers Caroline, Autism prevalence time trends, risk factors & prenatal ultrasound, IACC 10 de julho de 2012),

29. Smyth, S., & Heron, A. (2006). Diabetes e obesidade: as epidemias gémeas. Nature Medicine, 12, 75-80

30. Steinman Gary, Mankuta David, Breastfeeding as a possible deterrent to autism - A clinical perspective, Medical Hypotheses 81 (2013) 999-1001,

31. Steinman Gary, Mankuta David, O fator de crescimento semelhante à insulina e a etiologia do autismo, Medical Hypotheses 80 (2013) 475-480.

32. Sydney M. Finegold, Desulfovibrio species are potentially important in regressive autism, Medical Hypotheses 77 (2011) 270- 274.

33. Sydney M. Finegold, Julia Downes, Paula H. Summanen, Microbiology of regressive autism, Anaerobe 18 (2012) 260-262).

34. Sydney M. Finegold, Estado da arte; microbiologia na saúde e na doença. Intestinal bacterial flora in autism, Anaerobe 17 (2011) 367e368,

35. Sydney M. Finegold, Therapy and epidemiology of autism-clostridial spores as key elements, Medical Hypotheses (2008) 70, 508-511,

36. Troiano RP, Flegal KM, Kuczmarski RJ, et al. Prevalência da obesidade e tendências em crianças e adolescentes. The National Health and Nutrition Examination Surveys, 1963 a 1991 Arch Pediatr Adolesc Med 1995;149:1085-91.

37. Wing L. O espetro autista. Lancet 1997 Dec 13;350(9093):1761e6.1)

Capítulo 9: O potencial impacto global dos antibióticos na saúde humana

Os antibióticos chegam normalmente aos seres humanos (e aos animais) quer como agentes terapêuticos para o tratamento ou prevenção de doenças infecciosas, quer como agentes promotores do crescimento dos animais que são adicionados aos alimentos. Os antibióticos não podem ser completamente decompostos no corpo humano ou animal, mas são excretados para o ambiente, onde se acumulam juntamente com metabolitos ainda activos e genes multi-resistentes e promovem o desenvolvimento de bactérias multi-resistentes.

A dimensão exacta da produção de antibióticos não é realmente conhecida. A produção presumida de 100-200000 toneladas por ano pode ser uma subestimação grosseira da produção real, mas se considerarmos este valor e a ocorrência de antibióticos juntamente com os seus metabolitos activos no ambiente, podemos suspeitar fortemente que estas moléculas se acumulam no ambiente e também nos seres humanos (mamíferos) e exercem uma pressão de seleção permanente sobre os micróbios nos organismos vivos e também no ambiente. O conceito de um possível impacto global da poluição/consumo de antibióticos como um efeito não intencional nos seres humanos que promove o crescimento e a obesidade foi levantado pela primeira vez em 2005 (6). A investigação mencionada nos capítulos anteriores elucidou os possíveis mecanismos moleculares (1, 2) e o papel da flora intestinal alterada no desenvolvimento da obesidade e da DMT2. Os antibióticos são considerados os moduladores mais potentes da flora intestinal e o seu papel no microbioma intestinal alterado (GM) é descrito em pormenor no Capítulo 7. Várias condições e doenças em que foi identificado um microbioma intestinal alterado são descritas em pormenor nos capítulos anteriores, mas a ocorrência pandémica que se desenvolveu nas últimas décadas é exclusiva da obesidade, particularmente da obesidade infantil e da DMT2. Uma rápida disseminação semelhante do autismo foi registada em todo o mundo.

O conceito da presença de um GM alterado em certas doenças também pode ser visto de forma inversa: *A alteração da flora intestinal desencadeia várias doenças e a* *qualidade* *da alteração conduz a várias doenças. A alteração da flora intestinal poderia ser o resultado de uma pressão antibiótica permanente e de baixo grau. A razão para este fenómeno pode ser o facto de o ambiente estar saturado de antibióticos e metabolitos activos suficientes para provocar a alteração da flora intestinal e desencadear uma propagação pandémica da obesidade, da DMT2 e do autismo, mas também existe alguma sobreposição.*

Para provar a hipótese acima referida, comparámos e analisámos diferentes bases de dados sobre o consumo de antibióticos em diferentes países da UE e sobre a prevalência da obesidade em adultos e crianças nos mesmos países. A comparação entre as diferentes classes de antibióticos e a prevalência da obesidade em crianças e adultos foi analisada separadamente (7). Foi encontrada uma forte correlação estatística entre a prevalência da obesidade em crianças e o consumo de antibióticos de largo espetro, especialmente macrólidos (p = 0,000083). Não foi encontrada qualquer correlação com a obesidade em adultos para nenhuma categoria de antibióticos. Também não foi encontrada qualquer associação entre o consumo de penicilina e a obesidade nas crianças. O número de penicilinas de largo espetro consumidas foi ligeiramente correlacionado com a obesidade infantil (p = 0,05).

Os nossos resultados são mesmo consistentes com várias observações anteriores quando o efeito individual de diferentes antibióticos foi estudado em condições alimentares alteradas (3). A aureomicina (tetraciclina) aumentou o peso corporal, mas a penicilina não teve um efeito semelhante nas crianças!

Desde a descoberta de que os antibióticos podem ser utilizados como promotores de crescimento em animais, vários trabalhos de investigação elucidaram os mecanismos patogénicos suspeitos do papel da flora intestinal alterada no desenvolvimento da obesidade e da DMT2 relacionada com a obesidade (8, 5, 4).As pandemias paralelas de obesidade, DM2, especialmente em crianças, e o autismo em rápida expansão, que se caracteriza pela obesidade e por alterações na flora intestinal, entre outras coisas, apontam claramente para o papel dos antibióticos no desenvolvimento. Se os antibióticos não forem completamente decompostos nos seres humanos e nos animais, as moléculas de antibióticos e os seus metabolitos activos são libertados para o ambiente e, consequentemente, para os organismos vivos. Devido a este ciclo, a produção contínua de antibióticos em grande escala poderia levar à saturação do ambiente e manter permanentemente uma fraca pressão antibiótica sobre o microbiota humano (animal).Ao comparar grandes bases de dados sobre o consumo de antibióticos de diferentes classes de antibióticos e as taxas de obesidade em adultos e crianças dos mesmos países europeus, é possível identificar uma correlação clara entre as taxas de obesidade nas crianças e o consumo de antibióticos de largo espetro, ao passo que não é possível estimar uma correlação semelhante para os adultos.Com base em observações recentes e anteriores, incluindo as nossas próprias descobertas, pode presumir-se que a utilização excessiva de antibióticos, que também se acumulam no ambiente, está a impulsionar a pandemia de obesidade infantil, oT2DMe autismo devido a alterações na flora intestinal. Este tipo de alteração está relacionado com a qualidade dos antibióticos e não com a quantidade, como podemos deduzir do nosso estudo.

A redução da exposição e do consumo de antibióticos poderia levar ao fim das pandemias, mas poderíamos obter provas indirectas desta teoria se a obesidade, a DMT2 e o autismo pudessem ser influenciados pelo restabelecimento da flora intestinal através da transferência do microbiota fecal (FMT).

Parece que a Mãe Natureza levantou o dedo contra a nossa poluição ambiental voluntária com antibióticos, que não pode continuar sem consequências correspondentes e pela qual temos de pagar caro com a nossa saúde!

Referências:

1. Cani PD, Amar J, Iglesias MA, Poggi M, Knauf C, Bastelica D, et al. Metabolic endotoxaemia leads to obesity and insulin resistance. Diabetes 2007;56:1761-72.
2. Cani PD, Bibiloni R, Knauf C, Waget A, Neyrinck AM, Delzenne NM, et al. Changes in gut microbiota control metabolic endotoxemia-induced inflammation in high-fat diet-induced obesity and diabetes in mice. Diabetes 2008;57:1470-8
3. Jukes, T. H., e W. L. Williams. Nutritional effects of antibiotics (Efeitos nutricionais dos antibióticos). Pharmacol. Rev. 1953;5:381-420.
4. Mikkelsen, H. K., Knop F. K., Morten F., Hallas J., e Pottegård, A Uso de antibióticos e risco de diabetes tipo 2: um estudo de controlo de casos de base populacional, (J Clin Endocrinol Metab 100: 3633-3640, 2015).
5. Schwartz B. S., Pollak J., Bailey-Davis L., Hirsch A. G., Cosgrove S. E., Nau C., Kress A. M., Glass T. A. e Bandeen-Roche K., Antibiotic use and childhood body mass index trajectory International Journal of Obesity advance, publicação online em 8 de dezembro de 2015; doi: 10.1038/ijo.2015.218
6. Ternak G. Podem os antibióticos promover o crescimento e a obesidade como uma consequência não intencional da poluição por antibióticos nos seres humanos? Med Hypotheses 2005;64:14-6.
7. Ternak, G., Edel, Z., Feiszt, Z., Szekeres, J., Visegrady, B. e Wittmann, I. (2015) Associação Selectiva entre Cefalosporina,

Utilização de antibióticos quinolonas, macrólidos e penicilinas e obesidade infantil na Europa. *Health*, **7**, 1306-1314. http://dx.doi.org/10.4236/health.2015.710145).
8. TrasandeL L, Blustein J, Liu2 M, Corwin E, Cox LM e Blaser MJ, Infant antibiotic exposures and early-life body mass, International Journal of Obesity (2013) 37, 16-23; doi:10.1038/ijo.2012.132; publicado online em 21 de agosto de 2012.

Índice

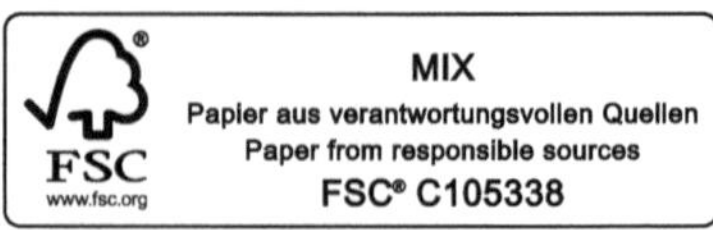

Printed by Books on Demand GmbH, Norderstedt / Germany